神农本草经精华

中医六大名著养生精华

刘文华◎主编

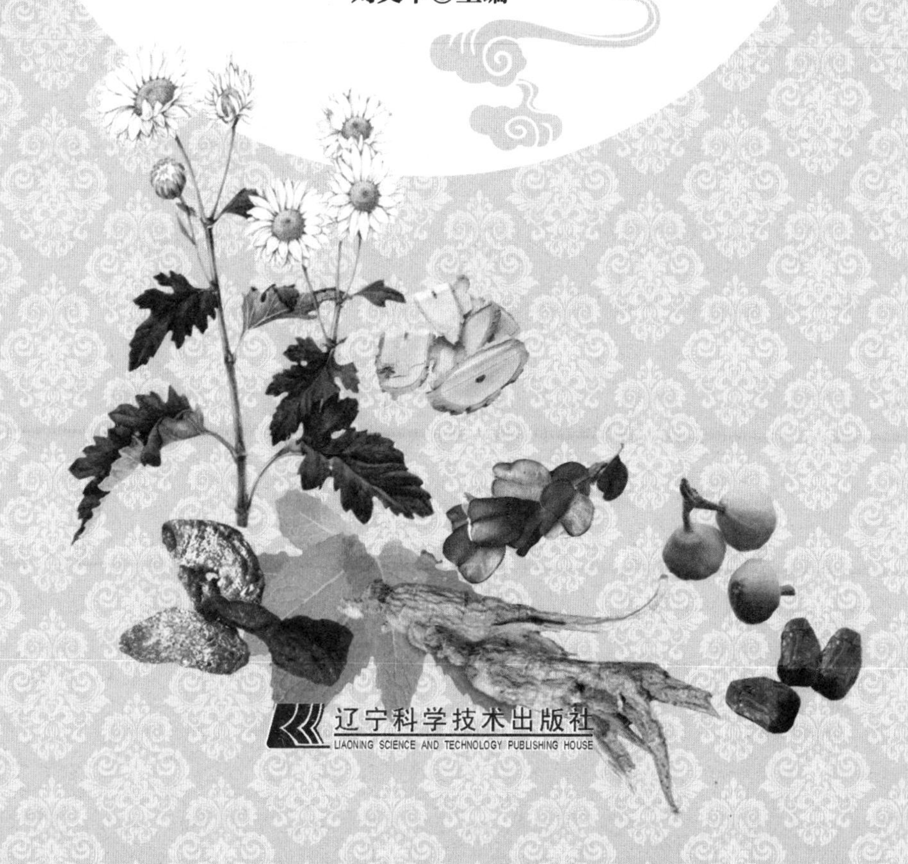

辽宁科学技术出版社
LIAONING SCIENCE AND TECHNOLOGY PUBLISHING HOUSE

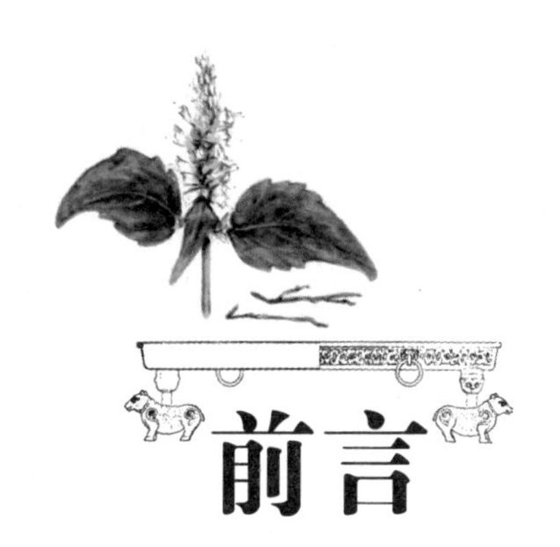

前言

祖国医学博大精深，自肇源迄今，亘绵数千年的中医药理论精华，向来为历代医家奉为珍籍之秘典和临证之法宝。

在中医学界强调回归传统，反思传承的今天，经典著作的学习和运用是促进中医走向未来、更好地为人类健康服务的有效途径。鉴于此，为了正确并重新认识传统医学国粹的重要性和必要性，更好地继承和发扬中医学，我们编著了“中医六大名著养生精华”系列，包括《黄帝内经》《本草纲目》《神农本草经》《伤寒论》《金匮要略》《温病条辨》。本系列丛书以古为今用为目的，以深入浅出为要求，以阐明内涵为根本，对中医药理论精华进行了全面研究、系统阐述、朴素解读。

《神农本草经》，又称《神农本草》，是我国现存最早的药物学专著，也是早期临床用药的第一次系统总结，在几千年的用药实践中发挥了巨大作用。

《神农本草经》全书分三卷，载药 365 种，按照效用分为上、中、下三品，植物药 252 种，动物药 67 种，矿物药 46 种，其中许多药物至今仍在临床广泛应用。

《神农本草经》构思巧妙，文字古朴，详细阐明各药性味、归经、配伍、运用要点，所论四气五味、升降浮沉、七情合和等药物学知识。在很长一段历史时期内都是医生和药师学习中药学的主要理论依据，到了今天仍是医药工作者的必读书。

本书以清代顾观光的辑本为底本，在参考以往多种版本的基础上，精选原著中的常见、常用药物进行了详尽的译解。特别是书中设置的“百草堂”，展示了一些中药的传说或小故事，不仅为《神农本草经》增添了意蕴丰富的历史、文化价值，更增强了可读性，使这本书真正能够做到兼具无障碍阅读、趣味性和美观性等优点。一书在手，经典常伴，广大中医爱好者可以在阅读中，轻松寻得实用的养生、祛病之道。

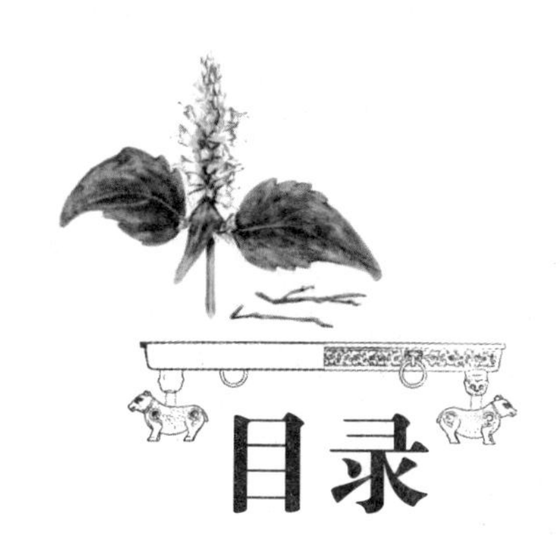

目录

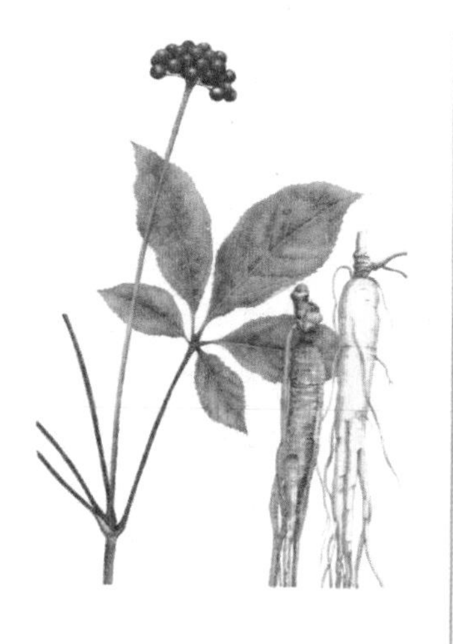

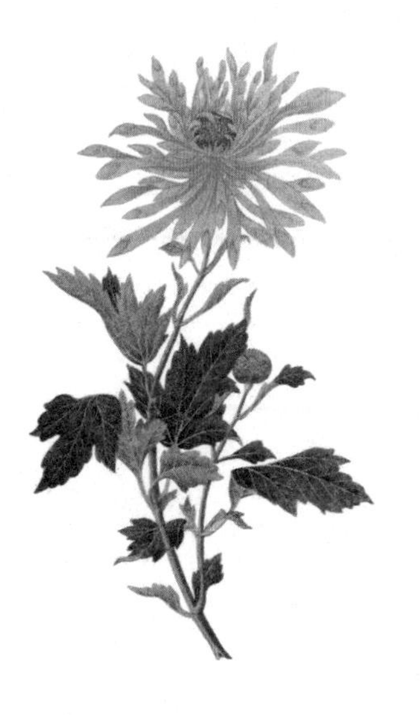

》上品 | 植物篇

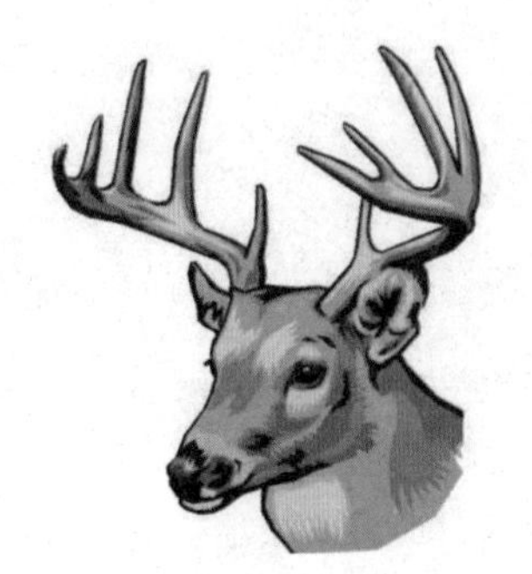

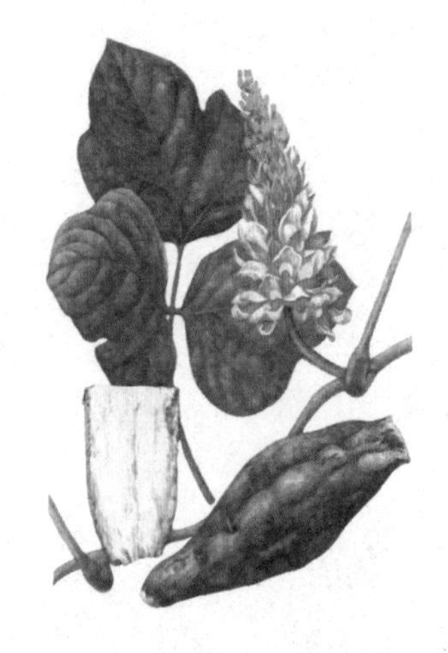

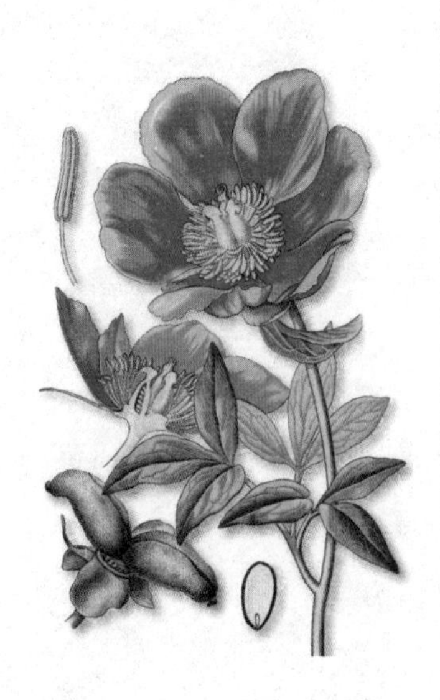

》上品丨动物篇

》中品丨植物篇

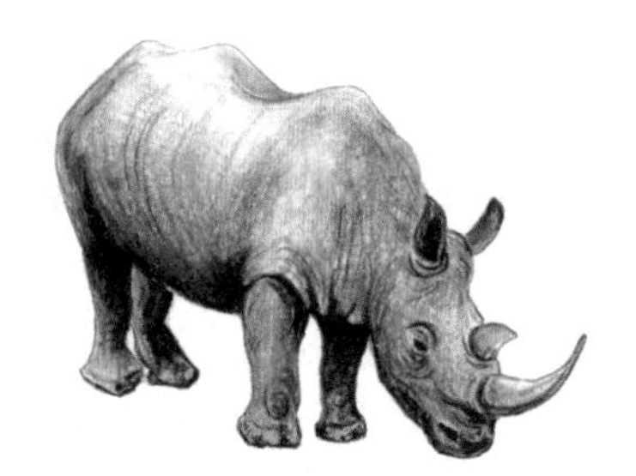

》中品丨动物篇

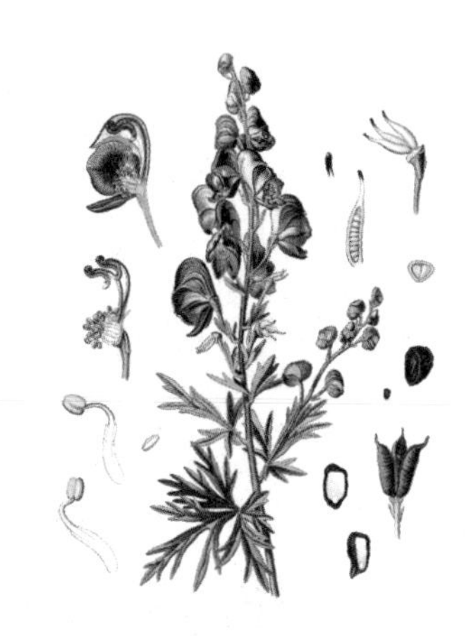

》下品丨植物篇

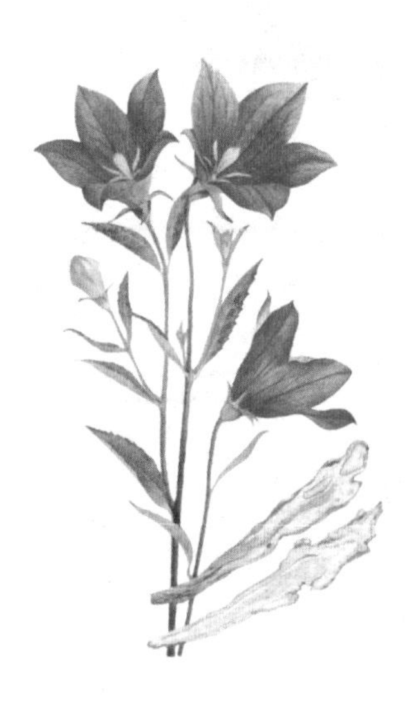

》下品 | 动物篇

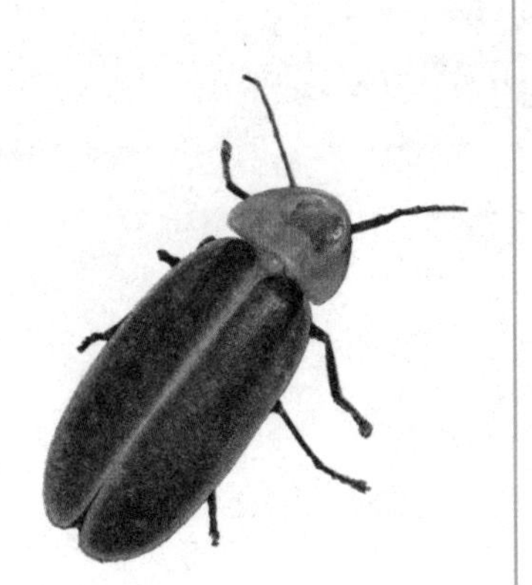

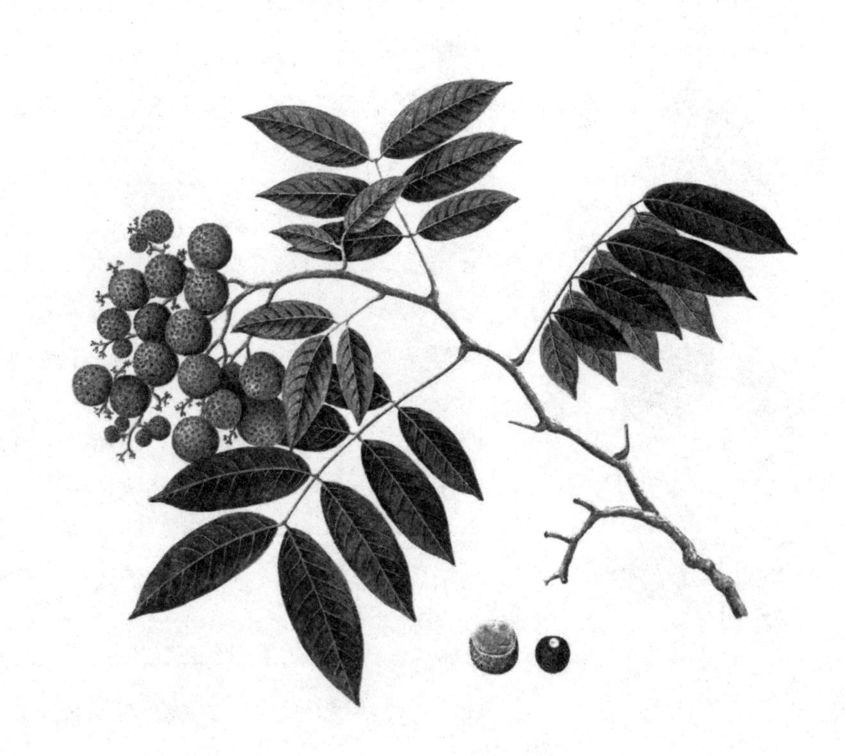

上品

植物篇

ZHIWUPIAN

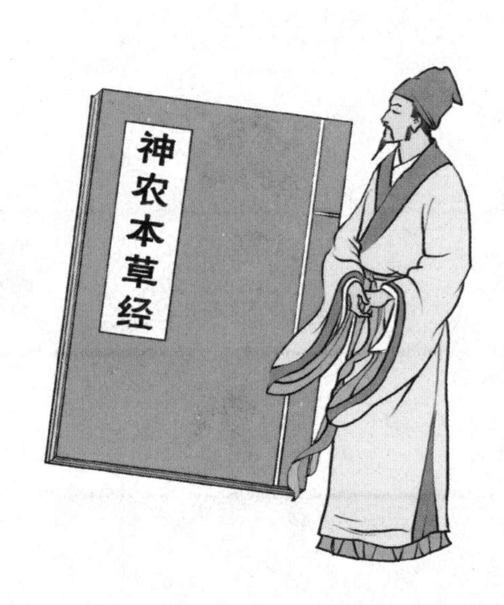

菊花

▸上品 植物篇

产地分布：全国各地均有种植。

成熟周期：花期5—9月。

形态特征：多年生草本植物。株高20~200厘米，通常30~90厘米。茎色嫩绿或褐色，除悬崖菊外多为直立分枝，基部半木质化。单叶互生，卵圆至长圆形，边缘有缺刻及锯齿。头状花序顶生或腋生，一朵或数朵簇生。

功　　效：散风清热，平肝明目。用于风热感冒，头痛眩晕，目赤肿痛，眼目昏花。

【原文】

菊花，味苦，平。主诸风，头眩，肿痛，目欲脱，泪出，皮肤死肌，恶风湿痹。久服利血气，轻身，耐老延年。一名节华。生川泽及田野。

【译文】

菊花，味苦，性平。主治各种风邪所致的头部眩晕胀痛、目胀肿痛、眼睛流泪，肌肤麻木不知痛痒，风湿痹痛、恶风等症。长期服用能调理血气，使身体轻捷，延缓衰老，延年益寿。又叫作节花。产于河边溪畔水草丛杂处及田野上。

【释名】

又名：节华、女节、女华、女茎、日精、更生、傅延年、治蔷、金蕊、阴成、周盈。

花［性味］味苦，性平，无毒。
［主治］治诸风头眩肿痛。
叶［性味］味苦，性平，无毒。
［主治］治恶风及风湿性关节炎。

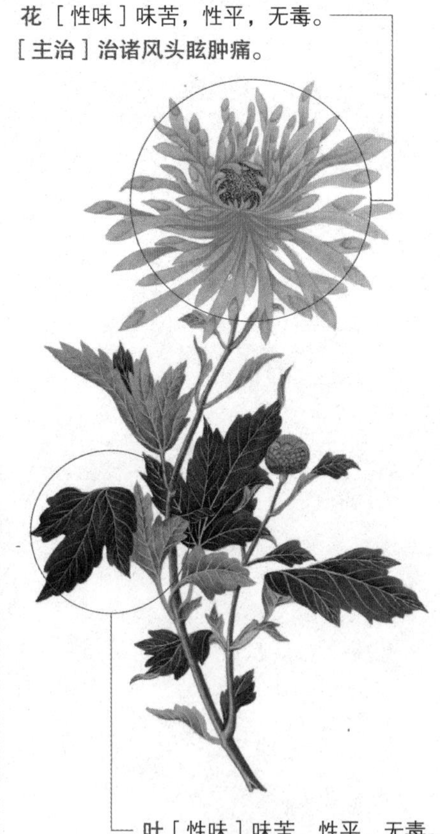

李时珍说：按陆佃《埤雅》所说，

菊本作蘜，从鞠。鞠，穷尽的意思。《月令》：九月菊开黄花。因花开到此时就穷尽了，故谓之蘜。节华之名，也是取其与节候相应。崔实《月令》上说，女节、女华是菊花的名称。治蘠、日精是菊根的名称。《抱朴子》说，仙方中所说的日精、更生、周盈，指的都是菊，只是根、茎、花、实的不同叫法。

【集解】

《名医别录》载：菊花生长在雍州川泽及田野，正月采根，三月采叶，五月采茎，九月采花，十一月采实，都阴干备用。

吴瑞说：花大而香的，为甘菊；花小而黄的，为黄菊；花小而气味不好的，是野菊。

李时珍说：菊的品种不下百种，宿根自生，茎、叶、花、色，各不相同。宋朝刘蒙泉、范致能、史正志虽然都著有菊谱，也不能全都收载。其茎有株、蔓、紫、赤、青、绿的差别；叶有大、小、厚、薄、尖、秃的不同；花有千叶单叶、有蕊无蕊、有子无子、黄白红紫、杂色深浅、大小的区别；味有甘、苦、辛的差异；此外还有夏菊、秋菊、冬菊之分。一般只用单叶味甘的入药，如《菊谱》中所载的甘菊、邓州黄、邓州白之类。甘菊原产于山野，现在人们都有栽种。它的花细碎，品位不太高，花蕊像蜂巢，内有细小的子，也可将菊枝压在土中分植。菊的嫩叶和花可以炸着食用。白菊花稍大，味不很甜，也在秋季采收。菊中无子的，称为牡菊。

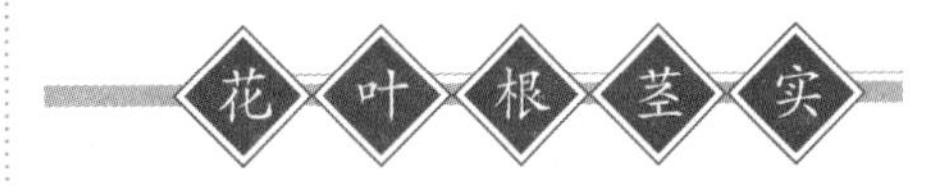

[性味] 味苦，性平，无毒。

李杲说：味苦、甘，性寒，可升可降，属阴中微阳。

李时珍说：《神农本草经》说菊花味苦，《名医别录》载菊花味甘，各家都认为味甘的是菊，味苦的是苦薏，只取味甘的入药。按张华《博物志》所说，菊有两种，苗花一样，只是味稍有不同。味苦的不能食用。范致能在《菊谱序》中说只有甘菊一种可以食用，也可入药用。其余黄菊、白菊都味苦，虽然不能食用，却可入药用。治头风尤以白菊为好。据以上两种说法，知菊类自有甘苦两种。作食品必须用甘菊，入药则各种菊都可以，但不能用野菊，即苦薏。

[主治] 治腰痛无常，除胸中烦热，安肠胃，利五脉，调四肢。（《名医别录》）

对症下药

病症	配方	功效
风热头痛	菊花、石膏、川芎各三钱，同研末，每服一钱半，茶调下	散风清热
膝风疼痛	用菊花、陈艾叶作护膝，久则自除	散风止痛
病后生翳	白菊花、蝉蜕等分，研为末，每次取二三钱，加蜜少许，水煎服	平肝明目

治头目风热、晕眩倒地、脑颅疼痛，消身一切游风，利血脉。（甄权）

用菊作枕头可明目，菊叶也能明目，生熟都可食。《日华诸家本草》

养肝血，去翳膜。（张元素）

主肝气不足。（王好古）

白菊

[性味] 味苦、辛，性平，无毒。

[主治] 治风眩，能令头发不白。（陶弘景）

可用来染黑胡须和头发。同芝麻、茯苓制成蜜丸服用，能去风眩，延年，益面色。（陈藏器）

[发明] 朱震亨说：黄菊花属土与金，有水与火，能补阴血，所以能养目。

李时珍说：菊，春天生长，夏天繁茂，秋天开花，冬天结实，备受四时之气，饱经霜露，叶枯而不落，花槁而不凋，味兼甘苦，性禀平和。过去人们说它能除风热，益肝补阴，殊不知菊得金水的精华尤其多，能补肺、肾二脏。补水能制火，益金能平木，木平则风息，火降则热除，用来治疗头目的各种风热，意义深奥微妙。黄菊入金水阴分，白菊入金水阳分，红菊行妇人血分，都可入药。它的苗可做蔬菜，叶可食用，花可做糕饼，根及种子可入药，装在布袋里可做枕头，蜜酿后可做饮品，自上而下，全身都是宝。古代圣贤将菊比作君子，《神农本草经》将它列为上品，隐士采摘它泡酒，文人墨客采食其花瓣。

百草堂

相传从前有个叫阿牛的农民，自幼丧父。母亲靠纺织度日，子幼丧夫加上生活艰辛，经常哭泣，把眼睛都哭烂了。阿牛一边给财主做工，一边起早摸黑开荒种菜，靠卖菜换些钱给母亲求医买药。一天夜里，阿牛梦见一个美丽的姑娘对他说：“沿运河往西数十里，有个天花荡，荡中有一株白色的菊花，能治眼病。这花要九月初九重阳节才开放，到时候你用这花煎汤给你母亲吃，定能治好她的眼病。”阿牛按照梦里姑娘所说治好了母亲的眼病。

张财主得知此消息想霸占白菊花，于是便派人去抢，双方争夺，结果菊花被折断。阿牛十分伤心，坐在被折断的白菊旁哭泣。夜半时分，他恍惚看到了梦中的那位姑娘。姑娘告诉他自己是天上的菊花仙子，并将种植菊花秘诀传授给他：“三分四平头，五月水淋头，六月甩料头，七八捂墩头，九月滚绣球。” 阿牛根据菊花仙子的指点去做，第二年九月初九重阳节阿牛的屋前便又开出了一朵朵芬芳四溢的白菊花，后来九月九也被称为菊花节，并形成了赏菊花、吃菊花茶、饮菊花酒等风俗。

人参 ▸上品 植物篇

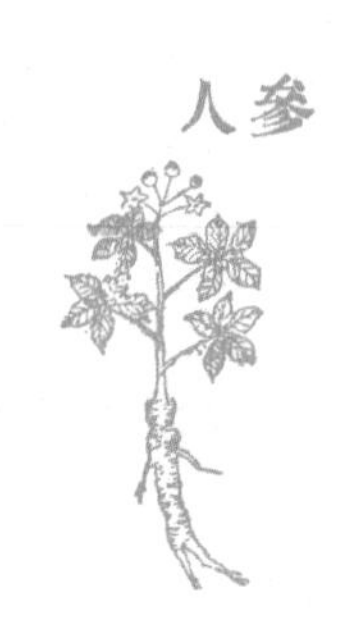

产地分布：上党山谷、辽东、河东诸州、泰山、河北榷场和闽中等地。

成熟周期：花期5—6月，果期7—8月。

形态特征：主根肥大、肉质，呈圆柱形或纺锤形，长15 ~ 25厘米不等，表皮为黄白色。

功　效：大补元气、宁身益智、益气生津、补虚扶正、延年益寿。

【原文】

人参，味甘，微寒。主补五脏，安精神、定魂魄、止惊悸，除邪气，明目，开心益智。久服轻身延年。一名人衔，一名鬼盖。生山谷。

【译文】

人参，味甘，性微寒。主要作用是补益五脏，安定心神魂魄，停止惊悸，并有祛除邪气，明目，开心窍、益神智的作用。长期服用使身体轻巧、延年益寿。人参又被称为人衔、鬼盖。产于山中的深谷处。

【集解】

《名医别录》载：人参生长在上

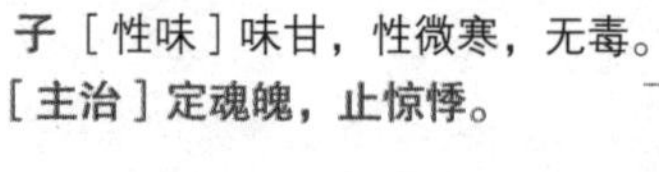

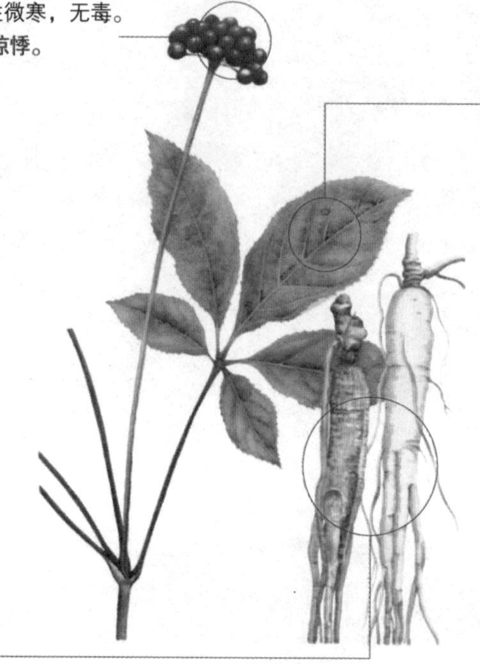

党山谷及辽东等地。在二、四、八月上旬采根，用竹刀刮去泥土，然后晒干，不能风吹。

陶弘景说：上党在冀州的西南部，那儿出产的人参，细长色黄，形状如防风，大多润实而甘。通常用的是百济产的，形细坚实色白，气味薄于上党的参，其次用高丽产的，高丽地处辽东附近。那儿的参形大虚软，不如百济、上党所出的。人参一茎直上，四五片叶子相对而生，开紫色的花。

苏颂说：如今河东诸州以及泰山都有，又有河北榷场及闽中来的叫新罗人参，都没有上党的人参好。人参春天长苗，多生长在深山背阴，靠近椴、漆树下湿润的地方。初生时较小，三四寸长，一桠五叶；四五年后，长成两桠五叶，没有花茎；至十年后长成三桠；时间更长的便长四桠，每桠各五叶。中心生一茎，俗称百尺杵。三月、四月开花，花细小如粟米，花蕊如丝，紫白色。秋后结籽，有的有七八枚，如大豆，没成熟的时候为青色，成熟以后变为红色，自然脱落。

李时珍说：上党也就是如今的潞州。当地人以挖人参会造成危害，不再去挖取。现在所用的，都是辽参。秋冬季采挖的人参坚实，春夏季采挖的虚软，这并不是说因产地不同而有虚实之分。连皮的辽参色黄润如防风，去皮的坚实色白如粉。假人参都是用沙参、荠苨、桔梗的根来伪造的。沙参体虚无心而味淡，桔梗体实有心而味苦。人参则体实有心，味甘、微带苦味，余味无穷，俗名叫作金井玉阑。像人形的人参，叫孩儿参，伪品尤其多。苏颂《图经本草》所绘制的潞州参，三桠五叶，是真人参。其所绘滁州参，为沙参的苗叶，沁州、兖州的，是荠苨的苗叶，江淮产的土人参也是荠苨，都没有详细审核。现在又有不道德的人把人参浸泡后取汁自饮，然后将它晒干，再卖出去，称为汤参，根本不能入药用，不可不察。

［修治］陶弘景说：人参易蛀，只要将它放在新器中密封好，可经年不坏。

［性味］味甘，性微寒，无毒。

张元素说：人参得升麻引用，补上焦之元气，泻肺中之火；得茯苓引用，补下焦之元气，泻肾中之火。得麦门冬则生脉，得干姜则补气。

李杲说：人参得黄芪、甘草，乃甘温除大热，泻阴火，补元气，又为疮家圣药。

朱震亨说：人参入手太阴经。与藜芦相反，服人参一两，入藜芦一钱，则人参功效尽废。

［主治］治胃肠虚冷，心腹胀痛，胸胁逆满，霍乱吐逆。能调中，止消渴，通血脉，破坚积，增强记忆力。（《名医别录》）

主五劳七伤，虚损痰弱，止呕哕，补五脏六腑，保中守神。消胸中痰，治肺痿及痫疾，冷气逆上，伤寒不下食，凡体虚、梦多而杂乱者宜加用人参。（甄权）

有除烦之功。（李杲）

消食开胃，调中治气，杀金石药毒。《日华诸家本草》

治肺胃阳气不足，肺气虚促，短气少气，补中缓中，泻心肺脾胃中火邪，止渴生津液。（张元素）

治男女一切虚证，发热自汗，眩晕头痛，反胃吐食，痁疾，滑泻久痢，小便频数淋沥，劳倦内伤，中风中暑，痿痹，吐血咳血下血，血淋、血崩，胎前产后诸病。（李时珍）

［发明］陶弘景说：人参为药中

对症下药

病症	配方	功效
阴虚少津	生脉散：人参同五味子、麦门冬	补气养阴
血虚发热	人参同甘草、归身、五味、麦门冬	补血去热
血虚腹痛	人参同白勺、甘草	补血止痛
霍乱吐泻、烦躁不宁	人参同陈皮、生姜	安神，止泻，化湿

要品，与甘草同功。

李杲说：人参性味甘温，能补肺中元气，肺气旺则四脏之气皆旺，精自生而形体自盛，这是因肺主气的缘故。张仲景说，病人汗后身热、亡血、脉沉迟的，或下痢身凉，脉微血虚的，都加用人参。古人治疗血脱用益气的方法，这是因为血不能自主，须得到生阳气的药乃生，阳生则阴长，血才旺。如果单用补血药，则血无处可生。《素问》上说：无阳则阴无以生，无阴则阳无以化。所以补气必须用人参，血虚的也须用。《本草十剂》载：补可去弱，如人参、羊肉等。人参补气，羊肉补形。

王好古说：洁古老人说用沙参代替人参，是取沙参的甘味。但人参补五脏之阳，沙参补五脏之阴，怎么没有差别呢？虽然说都是补五脏，也须各用本脏药相佐使引用。

百草堂

相传明神宗时，皇太后患了眼疾，太医名流医治无效，反而使病情加重，眼看渐渐失明，这使太医们心急如焚，皇上也寝食难安。这时有位大臣听说民间有个叫“彭医妇”的女医生，有“女神医”之誉，尤其擅长治疗眼科疾患。便将此事告诉皇上，皇上闻知便立即召医妇进宫。

彭医妇诊视太后眼病之后，发现前面几位医生治疗时，形成了障翳，使之经久不退，乃至久医不愈。遂用人参补托，又行针灸，不久皇太后目翳全消，痊愈如初。神宗皇帝大喜，当即御赐金匾曰：“女神医”，人参明目的功效也被世人所了解。

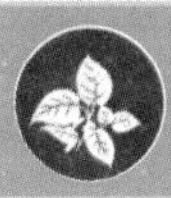

天门冬

▶上品 植物篇

产地分布：华南、西南、华中等地区。

成熟周期：花期 6—8 月。

形态特征：为多年生长绿、半蔓生草本，茎基部木质化，多分枝丛生下垂，长 80 ~ 120 厘米。叶丛状扁形似松针，绿色有光泽。花多白色，果实绿色，成熟后红色，球形种子黑色。

功　　效：养阴清热，润肺滋肾。用于治疗阴虚发热、咳嗽吐血、肺痈、咽喉肿痛、消渴、便秘等病症。

【原文】

天门冬，味苦，平。主诸暴风湿偏痹，强骨髓，杀三虫，去伏尸。久服轻身益气延年。一名颠勒。生山谷。

【译文】

天门冬，味苦，性平。主治各种暴感风湿所致的偏痹，能强健骨髓，能杀灭蛔虫、赤虫、蛲虫等寄生虫，能消除伏尸这种传染病。长期服用能使人身体轻巧、益气延年。又叫作颠勒。产于山中的深谷处。

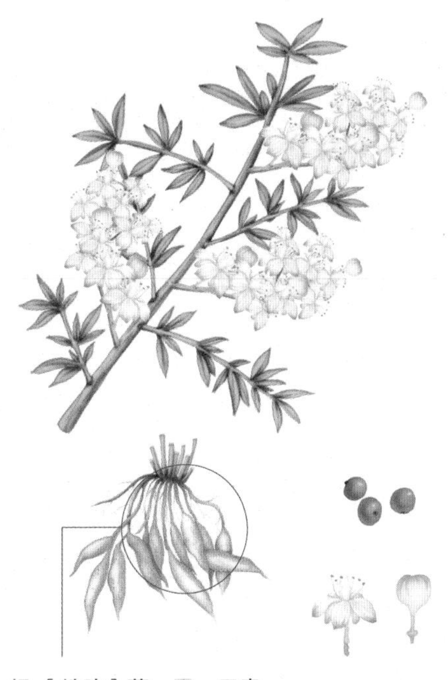

根 ［性味］苦、平、无毒。
［主治］劳虚、气喘咳嗽、吐血、低热不退。

百草堂

天门冬膏是将天门冬去皮、根须，捣碎，用白纱布绞取汁，文火将汁熬成膏，放入瓷罐内。食用时空腹温酒送服。据说此膏具有健体强身、轻身益气、防病延年的功效。

天门冬酒则是将天门冬用竹刀剖去心，之后与水同入砂锅煎煮，去渣取液，兑入高粱酒中，装瓶密封待用。

据说此酒能降虚火之上炎，利血脉，主治因肺、肾阴虚所致的劳咳咯血，口燥咽红，便秘，肢体、肌肉酸痛麻木，更可润肺滋肾，调整血脉。

对症下药

病症	配方	功效
阴虚少津	生脉散：人参同五味子、麦门冬	补阴生津液
血虚发热	人参同甘草、归身、五味子、麦门冬	补血去热
血虚腹痛	人参同白勺、甘草	补血止痛
霍乱吐泻、烦躁不宁	人参同陈皮、生姜	安神，止泻

牛膝

▶上品 植物篇

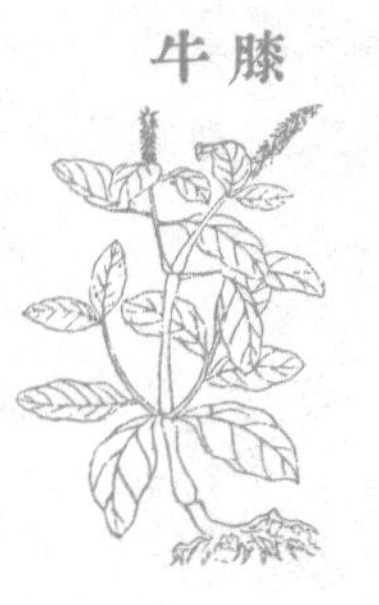

产地分布：主产河南。

成熟周期：花期 8—9 月，果期 10—11 月。

形态特征：多年生草本。茎直立，方形，有疏柔毛，茎节膨大。叶对生，椭圆形成阔披针形，顶端锐尖，基部楔形，全缘，幼时密生毛，成长后两面有疏毛。穗状花序顶生和腋生。

功　　效：补肝肾，强筋骨，逐瘀通经，引血下行。

【原文】

牛膝，味苦，酸，平。主寒湿痿痹，四肢拘挛，膝痛不可屈，逐血气，伤热火烂，堕胎。久服轻身耐老。一名百倍，生川谷。

【译文】

牛膝，味苦，酸，性平。主治寒湿所致的痿软疼痛，四肢拘挛，膝盖疼痛不能屈伸，能够疏通血气，治疗烫伤皮肤溃烂，还能够堕胎。长期服用可使身体轻捷、抗击衰老。又叫作百倍。产于山川河谷地带。

【集解】

苏颂说：江、淮、闽、粤、关中都有牛膝，但不及怀庆所产的好。它在春天生苗，茎高二三尺，为青

茎、叶［主治］寒湿痿痹，久疟，小便淋涩，各种疮。

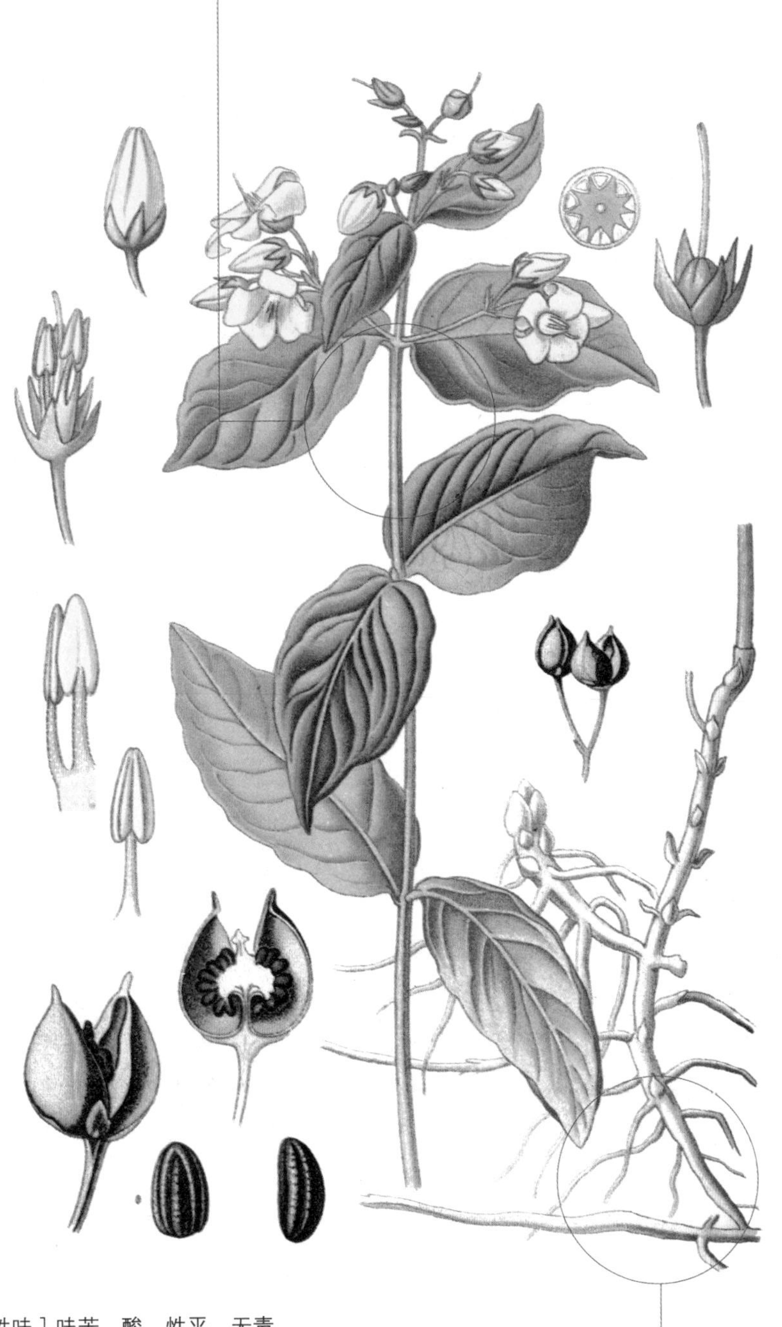

根［性味］味苦、酸，性平，无毒。
［主治］寒湿痿痹，四肢痉挛、膝痛不能屈伸。

紫色，茎上有节像鹤膝及牛膝的形状。其叶尖圆如匙，两两相对。节上开花成穗，秋季结很细的果实。其中以根长达三尺而柔润的牛膝最好。茎叶也可单用。

李时珍说：到处都有牛膝，称为土牛膝，作用差，不能服用。只有北方和巴蜀地方栽种的为好。秋天收种子，到春天种植。它的茎直立，方形，节粗大，叶都是对生的，很像苋叶但长且尖。秋天开花，长穗结子，像小老鼠背着虫，有涩毛，都贴茎倒生。九月末挖根。嫩苗可作蔬菜。

[修治] 李时珍说：牛膝用酒浸泡后入药。取它下行则生用，滋补则焙干用，或者用酒拌后蒸用。

[性味] 味苦、酸，性平，无毒。

[主治] 疗伤中气虚、男子生殖器萎缩、老年人小便失禁。能补中续绝，益精利阴气，填骨髓，止头发变白，除头痛和腰脊痛，治妇女月经不通，血结。(《名医别录》)

治阳痿，补肾，助十二经脉，逐恶血。(甄权)

治腰膝怕冷无力，破腹部结块，能排脓止痛。治产后心腹痛，下死胎。(《日华诸家本草》)

强筋，补肝脏风虚。(王好古)

同茯蓉泡酒服，益肾。竹木刺入肉中，将它嚼烂敷盖在上面，刺即出。(寇宗奭)

治久疟、恶寒发热、五淋、尿血、阴茎痛，下痢，喉痹口疮、牙齿疼痛，痈肿恶疮折伤。(李时珍)

[发明] 朱震亨说：牛膝能引诸药下行，筋骨痛风在下的，宜加量使用。凡是用土牛膝，春夏季节用叶，秋冬季节用根，唯叶、汁药效快。

李时珍说：牛膝是足厥阴、少阴经的药。它主治的病症，一般酒制则能补肝肾，生用则能祛恶血。

[主治] 寒湿痿痹，久疟，小便淋涩，各种疮。功效与根相同，春夏季节可用。(李时珍)

百草堂

相传从前有一位郎中，采药行医多年，却无妻无子。于是便收了4个徒弟，一边行医，一边授徒，几个徒弟也很刻苦学习。郎中老了，想为自己找个继承人。做一名有声望的医师，精湛的医术是必需的，但更重要的是还要有高尚的医德。但徒弟们的思想品德如何，郎中心里还没个底。于是便对几个徒弟进行一番试探。

一天，郎中把4个徒弟叫到跟前，语重心长地对他们说："我现在年纪大了，身体又差，以后看来再也不能采药行医了。你们几个跟了我好几年，也都学会了一般的采药、制药，以及看病的医术，现在你们各自谋生去吧！"几个徒弟听后都低下了头。

大徒弟认为师傅一生行医应该积攒了大笔钱财。于是便把师傅接到自己家里住。可是没过多久，大徒弟便发现师傅根本不名一文，就由开始时的嘘寒问暖变成了冷言冷语。郎中于是搬到了二徒弟家，谁知二徒弟也和大徒弟一样，发现师傅没钱时也冷下脸来。无奈，师傅只得搬到三徒弟那里。岂知三徒弟更是个十足的财迷，当他知道师傅只不过是个穷郎中时，便立刻将其扫地出门了。

郎中伤心不已，无奈带着行李流落街头。小徒弟得知后，连忙把师傅请到自己家里。小徒弟对师傅关怀备至，如同亲生父母一般。后来郎中病了，小徒弟守候床前，寸步不离。病好后，郎中把小徒弟叫到跟前，解开贴身的小包，拿出一种草药对小徒弟说："这是一种补肝肾强筋骨的草药，我现在就传给你吧！"

不久，郎中去世了，小徒弟为其安葬送终。后来小徒弟就靠师傅传下的秘方，成为一个德高望重的郎中。因为这味草药没有名字，小徒弟见其茎上有棱节，很像牛的膝骨，就给它起了个药名叫"牛膝"。

对症下药

病症	配方	功效
劳疟积久不止	牛膝一把，生切，加水六升，煮取二升，分三次服，清晨、未发疟时及临发疟时各服一次	强筋健体，补益肝肾
妇人下血块	牛膝根洗净切段，焙后捣成末，用酒煎后温服，效果很好	逐瘀通经，引血下行
口舌疮烂	用牛膝浸酒含漱，也可煎饮	排脓止痛
折伤及闪挫伤	将杜牛膝捣碎，外敷患处，也可治无名恶疮	强筋骨，通经络

独活

▶上品 植物篇

产地分布：陕西南部、四川和云南。

成熟周期：花期7月，果期10月。

形态特征：根粗厚而长，叶为1～3回羽状复叶，叶轴和羽片轴几无毛至疏被微柔毛。

功　　效：疏风解毒，活血祛瘀，止痛。

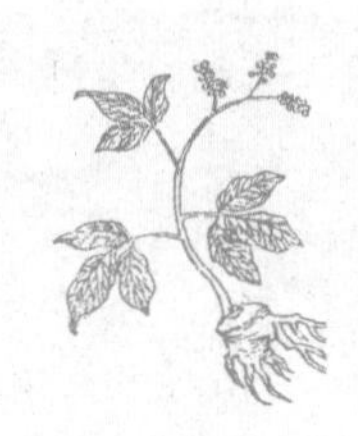

【原文】

独活，味苦，平。主风寒所击，金疮止痛，贲豚，痫痓，女子疝瘕。久服轻身耐老。一名羌活，一名羌青，一名护羌使者。生川谷。

【译文】

独活，味苦，性平。主治风寒，能止金属创伤疼痛，小腹有气上冲心下的贲豚症，痫症抽搐，女子疝瘕症。长期服用会使身体轻巧、延缓衰老。又称为羌活、羌青、护羌使者。产于川泽河谷地带。

【集解】

苏颂说：独活、羌活现在以产自蜀汉的为好。它们春天生苗叶如青麻；六月开花成丛，有黄有紫。结实时叶黄的，是夹石上所生；叶青的，是土脉中所生。《神农本草经》上说二者属同一类，现在的人以紫色而节密的为羌活，黄色而成块的是独活。大抵此物有两种，产自西蜀的，黄色，香如蜜；产自陇西的，紫色，秦陇人叫作山前独活。

李时珍说：按王贶所说，羌活须用紫色有蚕头鞭节的。独活是特大的羌活有臼如鬼眼的。

［修治］李时珍说：去皮或焙干备用。

［性味］味苦、甘，性平，无毒。

张元素说：独活性微温，味甘、苦、辛，气味俱薄，浮而升，属阳，是足少阴行经气分之药。羌活性温，辛苦，气味俱薄，浮而升，也属阳，是手足太阳行经风药，也入足厥阴、少阴经气分。

［主治］各种贼风，全身关节风

痛，新久者都可。(《名医别录》)

独活：治各种中风湿冷，奔喘逆气，皮肤苦痒，手足挛痛劳损，风毒齿痛。羌活：治贼风失音不语，手足不遂，口面㖞斜，全身皮肤瘙痒。(甄权)

羌活、独活：治一切风证，筋骨拘挛，骨节酸疼，头旋目赤疼痛，五劳七伤，利五脏及伏水气。(《日华诸家本草》)

治风寒湿痹，酸痛不仁，诸风掉眩，颈项难伸。(李杲)

去肾间风邪，搜肝风，泻肝气，治项强及腰脊疼痛。(王好古)

散痈疽败血。(张元素)

[发明] 张元素说：风能胜湿，所以羌活能治水湿。独活与细辛同用，治少阴头痛。头晕目眩者，非此不能除。羌活与川芎同用，治太阳、少阴头痛，能利关节，治督脉疾病，脊强而厥。

王好古说：羌活是足太阳、厥阴、少阴经的药物，与独活不分作两种。后人因羌活气雄，独活气细，所以雄者治足太阳风湿相搏。头痛、肢节痛、一身尽痛者，非此不能除。细者治足少阴伏风。头痛、两足湿痹、不能动止者，非此不能治，而不治太阳之证。

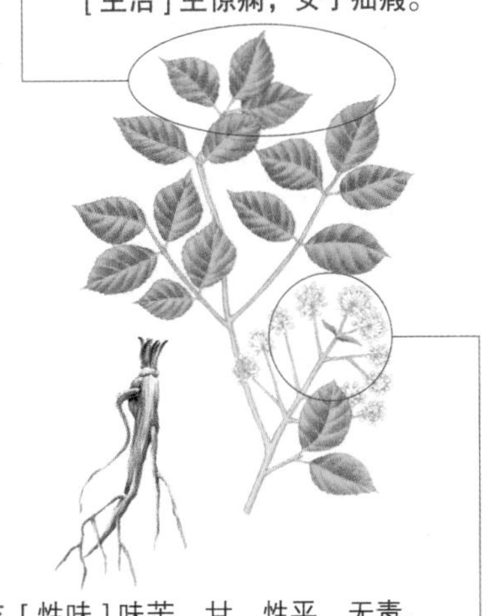

李时珍说：羌活、独活都能祛风湿，利关节，但二者气味有浓淡的差别。《素问》中说，从下而上者，引而去之。羌活、独活两药味苦辛，性温，为阴中之阳药，所以能引气上升，通达周身而散风胜湿。

百草堂

独活主治风寒，因此将独活、板蓝根、马鞭草、鸭脚草按一定比例用水煎服，对于风寒风热感冒有很好的疗效。

又因为独活性温，味辛、苦，能祛风湿，止痛，解表。所以许多人用独活、大豆、当归、黄酒配制成具有祛风补血功效的当归独活酒。此酒有祛风止痛，补血活血，祛湿止痹之功效，适宜产后血虚、中风口噤者服用。

○对症下药○

病症	配方	功效
下部寒湿	同白术、秦艽、生地、细辛、防风、牛膝、川芎、当归	补气益肾，祛湿止痛
风热牙疼	同生地、赤芍、甘草、丹皮、石膏	清热止痛
产后虚风	独活、白鲜皮各三两，加水三升，煮成二升，分三次服。能喝酒者可加酒同煮	补血活血，通络
历节风痛	独活、羌活、松节等分，用酒煮过，每天空腹饮一杯	祛风胜湿止痛

车前子

▶上品 植物篇

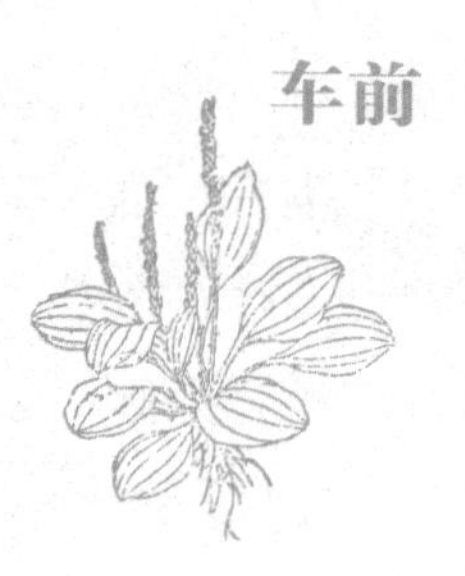

产地分布：分布几遍全国，但以北方为多。

成熟周期：播种第2年秋季采收。

形态特征：叶片薄纸质或纸质，连年生长的株长30多厘米。从中间抽出数茎，结长穗像鼠尾。穗上的花很细密，色青微红。果实为红黑色。

功　　效：清热利尿；凉血；解毒。

【原文】

车前子，味甘，寒。主气癃，止痛，利水道小便，除湿痹。久服轻身耐老。一名当道。生平泽。

【译文】

车前子，味甘，性寒。主治气淋，能止痛，有通水道、利小便的功效，可以驱除湿痹。长期服用能使身体轻巧、延缓衰老。又叫作当道。产于水草丛杂的平地。

【集解】

苏颂说：车前草初春长出幼苗，叶子布地像匙面，连年生长的长一尺多。此草从中间抽出数茎，结长穗像鼠尾。穗上的花很细密，色青微红。它结的果实像葶苈，为红黑色。如今人们在五月采苗，七八月采实，也有在园圃里种植的。蜀中一带多种植，采其嫩苗当菜吃。

车前子

［修治］李时珍说：凡用须以水淘去泥沙，晒干。入汤液，炒过用；入丸散，则用酒浸泡一夜，蒸熟研烂，做成饼晒干，焙后研末。

［主治］主男子伤中，女子小便淋沥不尽、食欲不振，能养肺强阴益精，明目，疗目赤肿痛。(《名医别录》)

去风毒，肝中风热，毒风冲眼，赤痛障翳，头痛，流泪。能压丹石毒，除心胸烦热。(甄权)

清小肠热，止暑湿气伤脾所致的痢疾。(李时珍)

［发明］王好古说：车前子，能利小便而不走气，与茯苓作用相同。

车前草及根

［性味］味甘，性寒，无毒。

［主治］主金疮出血，鼻出血，瘀血，血块，便血，小便红赤，能止烦下气，除小虫。《名医别录》

叶：主泄精，治尿血，能明目，利小便，通五淋。(甄权)

子［性味］味甘，性寒，无毒。
［主治］能利小便，除湿痹。
根［性味］味甘，性寒，无毒。
［主治］能止烦下气。
叶［性味］味甘，性寒，无毒。
［主治］主金疮出血，鼻出血，瘀血。

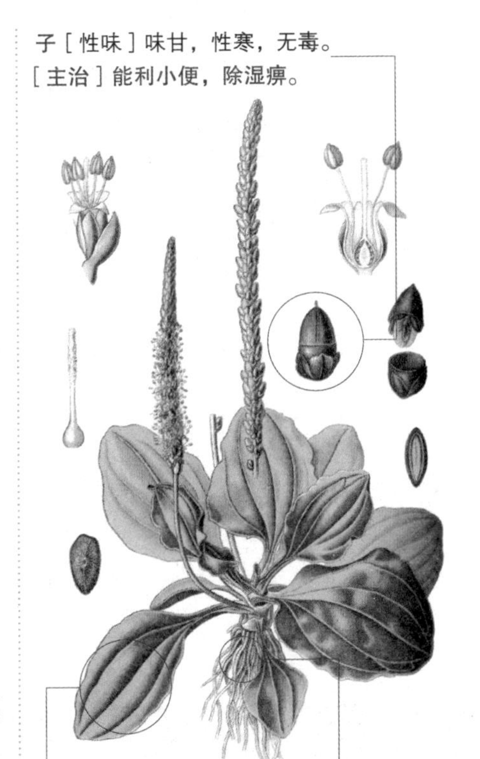

百草堂

西汉时有一位叫马武的名将，在一次戍边征战中其所率部队被敌军围困。时值6月，酷热无雨。由于缺食少水，人和马饥渴交加，肚子胀痛，尿痛血红，点滴艰涩。随军郎中诊断为尿血症。苦于无药束手无策。

一天，马夫张勇忽然发现他管的3匹马都不尿血了，精神也大为好转。经过观察他发现原来马啃食了附近地面上生长的牛耳形的野草。他灵机一动，心想大概是马吃了这种草治好了病，于是自己也拔了一些草，煎水一连服了几天，身体果然舒服多了，小便也正常了。

张勇把这一发现报告了马武。马武大喜，立即号令全军吃这种草。几天后，人和马的尿血症都治好了。马武问张勇："这草在什么地方采集到的？"张勇向前一指，"将军，那不是吗？就在大车前面。"

马武哈哈大笑："真乃天助我也，好个车前草！"从此，这草便被称为"车前草"了，而它结的子就叫作"车前子"。

对症下药

病症	配方	功效
小便不通	车前草一斤，加水三升，煎取一升半，分三次服	利尿通淋
小便尿血	车前草捣汁五合，空腹服	凉血利湿，降火，解毒止痛
金疮血出	车前叶捣烂外敷	凉血止痛、清热解毒
热痢不止	车前叶捣汁一盏，加蜜一合同煎，温服。	清热解毒，止痢

泽泻

▶上品 植物篇

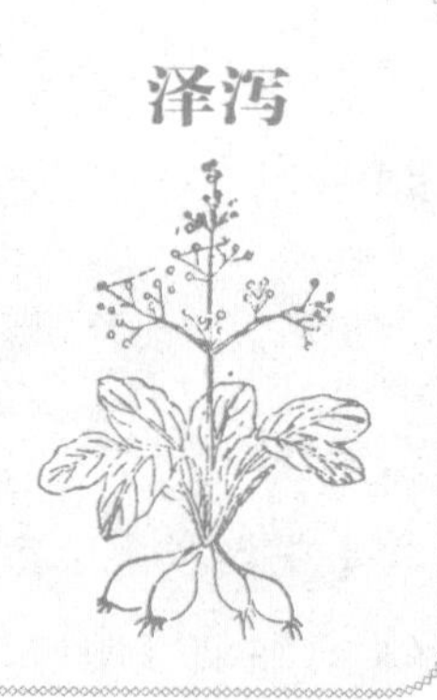

产地分布：主产黑龙江、吉林、辽宁、内蒙古、河北、山西。

成熟周期：3—4 月采收。

形态特征：沉水叶条形或披针形；挺水叶宽披针形、椭圆形至卵形。地下茎球形或卵圆形，密生多数须根。单生叶、数片单生基部，叶片椭圆形，花丛自叶丛中生出，为大型轮生状的同锥花序，小花梗长短不一。

功　　效：利小便，清湿热。

【原文】

泽泻，味甘，寒。主风寒湿痹，乳难，消水，养五脏，益气力，肥健，久服耳目聪明，不饥，延年，轻身，面生光，能行水上。一名水泻，一名芒芋，一名鹄泻，生池泽。

【译文】

泽泻，味甘，性寒。主治风寒湿痹，分娩困难，消除水液，补养心、肝、脾、肺、肾五脏，增加气力，强健体魄。长期服用能够使人耳聪目明，没有饥饿感，延年益寿，身体轻巧，容光焕发，免受水湿之气侵害。又叫作水泻、芒芋、鹄泻。产于沟渠沼泽等水草丛生处。

【集解】

《名医别录》载：泽泻生于汝南沼泽地，五月采叶，八月采根，九月采实，阴干。

陶弘景说：泽泻易坏、易遭虫蛀，必须密封保存。

苏颂说：现在山东、陕西、江淮都有泽泻，以汉中产的为佳。泽泻春天生苗，多生长在浅水中。叶像牛舌，独茎而长。秋天开白花，成一丛丛的像谷精羊。秋末采根，晒干。

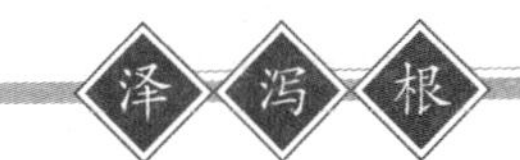

泽泻根

［修治］雷敩说：泽泻不计多少，细剉，用酒浸一夜，取出晒干，任用。

［性味］味甘，性寒，无毒。

王好古说：泽泻属阴中微阳，入足太阳、少阴经。

扁鹊说：多服，伤人眼。

徐之才说：畏海蛤、文蛤。

［主治］补虚损五劳，除五脏痞满，起阴气，止泄精消渴淋沥，逐膀胱三焦停水。(《名医别录》)

主肾虚遗精、滑精，治五淋，利膀胱热，能宣通水道。(甄权)

主头旋耳鸣，筋骨挛缩，通小肠，止尿血，主难产，补女人血海，令人有子。(《日华诸家本草》)

入肾经，去旧水，养新水，利小便，消肿胀，能渗泄止渴。(张元素)

利水，治心下水痞。(李杲)

渗湿热，行痰饮，止呕吐泻痢，疝痛脚气。(李时珍)

［发明］张元素说：泽泻是除湿的圣药，入肾经，治小便淋沥，去阴部潮湿。无此疾服之，令人目盲。

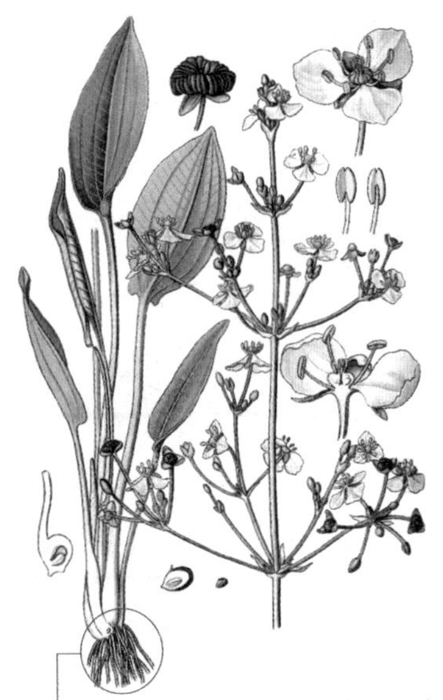

根［性味］味甘，性寒，无毒。
［主治］主风寒湿痹，乳汁不通，能养五脏，益气力。

对症下药

病症	配方	功效
水饮内停	五苓散：泽泻同白茯苓、白术、猪苓、桂枝	通阳化气利水
小儿行语迟、肾阴虚	都气汤：泽泻同山药、山茱萸、白茯苓、丹皮、生地、五味子	补益心脾，益肺补肾纳气
饮痰咳嗽	泽泻同白茯苓、建兰叶、猪苓	化痰止咳
水湿肿胀	白术、泽泻各一两，研末，每次用茯苓汤送服三钱	利水消肿

黄连

▶上品 植物篇

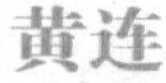

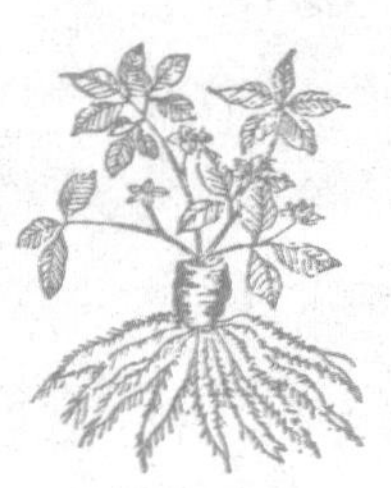

产地分布：目前主要产地为湖北省利川市及重庆市石柱县。

成熟周期：栽种2～4年的黄连均开花结果，采收季节为每年夏季。

形态特征：多年生草本，根茎有分枝，形如鸡爪。叶基生，有长柄；叶片卵状三角形，三全裂，中央裂片棱形，羽毛深裂，边缘有锯齿。花莛1～2条，顶生，聚伞花序有3～8花。

功　　效：清热燥湿，泻火解毒。

【原文】

黄连，味苦，寒。主热气目痛，眦伤泣出，明目；肠澼，腹痛下痢；妇人阴中肿痛。久服令人不忘。一名王连。生川谷。

【译文】

黄连，味苦，性寒。主治热邪目痛，眼角损伤流泪，具有明目的功效，能够治疗腹泻、腹痛、痢疾，妇女阴中肿痛。长期服用能够增强记忆力。又叫作王连。产于河谷地带。

【集解】

《名医别录》载：黄连生长在巫阳川谷及蜀郡太山的向阳处，二月、八月采根用。

苏颂说：现在江、湖、荆、夔等州郡也产黄连，而以宣城产的九节坚实、相击有声的质优，施、黔产的次之，东阳、歙州、处州产的又次之。黄连的苗高一尺余，叶像甘菊，四月开黄色花，六月结实像芹子,也是黄色。江左产的根若连珠，苗经冬不凋，叶如小雉尾草，正月开花作细穗，淡白微黄色，六七月根紧致密时，才可以采摘入药。

苏恭说：蜀地所产的黄连粗大，味极浓苦，治口渴最好。江东产的节如连珠，治痢疾特效。澧州产的药力更大。

李时珍说：黄连，汉末李当之本草只取蜀地所产黄而肥大、坚实的为好。唐朝时以澧州产的为好。现在虽然吴、蜀均产黄连，但只以雅州、眉州所产的为好。黄连有两种：一种根粗无毛有连珠，像鹰爪、鸡爪的形状而坚实，色深黄；另一种是无珠多毛而中空，淡黄色。二者各有所宜。

[修治] 雷敩说：黄连入药时须用布拭去肉毛，入浆水中浸泡两昼夜，滤出后放在柳木火上焙干。

李时珍说：五脏六腑皆有火，平则治，动则病，所以有君火相火之说，其实是同一种气。黄连入手少阴心经，为治火主药：治本脏之火宜生用；治肝胆实火，用猪胆汁浸炒；治肝胆虚火，用醋浸炒；治上焦之火，用酒炒；治中焦之火，用姜汁炒；治下焦之火，用盐水或朴硝研末调水和炒；治气分湿热之火，用茱萸汤浸炒；治血分伏火，用干漆末调水炒；治食积之火，用黄土研细调水和炒。各种方法只是作引经药使用，是辛热的药物能制约黄连的苦寒之性，咸寒的药物能制约黄连的燥性，使用时须仔细斟酌。

[性味] 味苦，性寒，无毒。

徐之才说：与黄芩、龙骨、理石相使，恶菊花、玄参、白鲜皮、芫花、白僵蚕，畏款冬花、牛膝，胜乌头，解巴豆毒。

[主治] 主五脏冷热，久下泄痢脓血，止消渴大惊，除水湿，利关节，调胃厚肠益胆，疗口疮。(《名医别录》)

治五劳七伤，能益气，止心腹痛，惊悸烦躁，润心肺，长肉止血，疗流行热病，止盗汗及疮疥。用猪肚蒸后做成丸，治小儿疳气，杀虫。(《日华诸家本草》)

治体虚消瘦气急。(陈藏器)

治郁热在中，烦躁恶心，兀兀欲吐，心下痞满。(张元素)

主心病逆而盛，心积伏梁。（王好古）

除心窍恶血，解服药过量所致的烦闷及巴豆、轻粉毒。（李时珍）

［**发明**］张元素说：黄连性味苦寒，气味俱厚。可升能降，是阴中之阳药，入手少阴心经。它的功效有六：一是泻心脏之火；二是祛中焦湿热；三是治各种疮痈；四是去风湿；五是能治目赤；六是能止中部出血。张仲景治疗九种心下痞满的五种泻心汤中都有使用黄连。

成无已说：苦入心经，寒能胜热，所以黄连、大黄之苦寒，可导心下虚热。蛔虫得甘则动，得苦则安，所以黄连、黄柏之苦能安蛔。

刘完素说：古方以黄连为治痢之最。治疗痢疾宜用味辛苦、性寒凉的药物，因辛能发散开通郁结，苦能燥湿，寒能胜热，使气平和。各种苦寒药多能导泄，只有黄连、黄柏性寒而燥，能降火祛湿止泻痢，所以治痢疾以黄连为君药。

寇宗奭说：现在多用黄连治疗痢疾，是取苦能燥湿的作用。医术不精的人只要见到肠虚泄泻，微似有血，便用黄连治疗，也不管寒热的多少，只是大剂量使用，因此多导致危证。如果是气实初病、热多血痢者，服用少量的黄连便止，不必大量服用。体虚兼寒者，慎勿轻易使用。

李时珍说：黄连是治疗目疾、痢疾的要药。古方治疗痢疾：香连丸，用黄连、木香；姜连散，用干姜、黄连；变通丸，用黄连、吴茱萸;姜黄散，用黄连、生姜。治消渴，用酒蒸黄连；治伏暑，用酒煮黄连；治下血，用黄连、大蒜；治肝火，用黄连、吴茱萸；治口疮，用黄连、

对症下药

病症	配方	功效
痧疹已透烦躁不止	黄连同西河柳、黄芩、黄柏、石膏、知母、甘草	清热燥湿，泻火解毒
火证盗汗	同当归、酸枣仁、桂圆肉、生地、黄芩、黄柏、黄芪	滋阴降火
各种赤白痢疾，里急后重、腹痛	香连丸：宣黄连、青木香等分，捣碎后筛过，加白蜜调和做成丸子，如梧子大，每次空腹服二三十丸，一日二次，其效如神	清肠化湿止痢
眼睛突然红痛	用黄连和冬青叶煎汤洗眼	明目，止眼痛

叶［性味］味苦，性寒，无毒。
［主治］主心病逆而盛，心积伏梁。
花［性味］味苦，性寒，无毒。
［主治］治五劳七伤，能益气，止心腹痛。

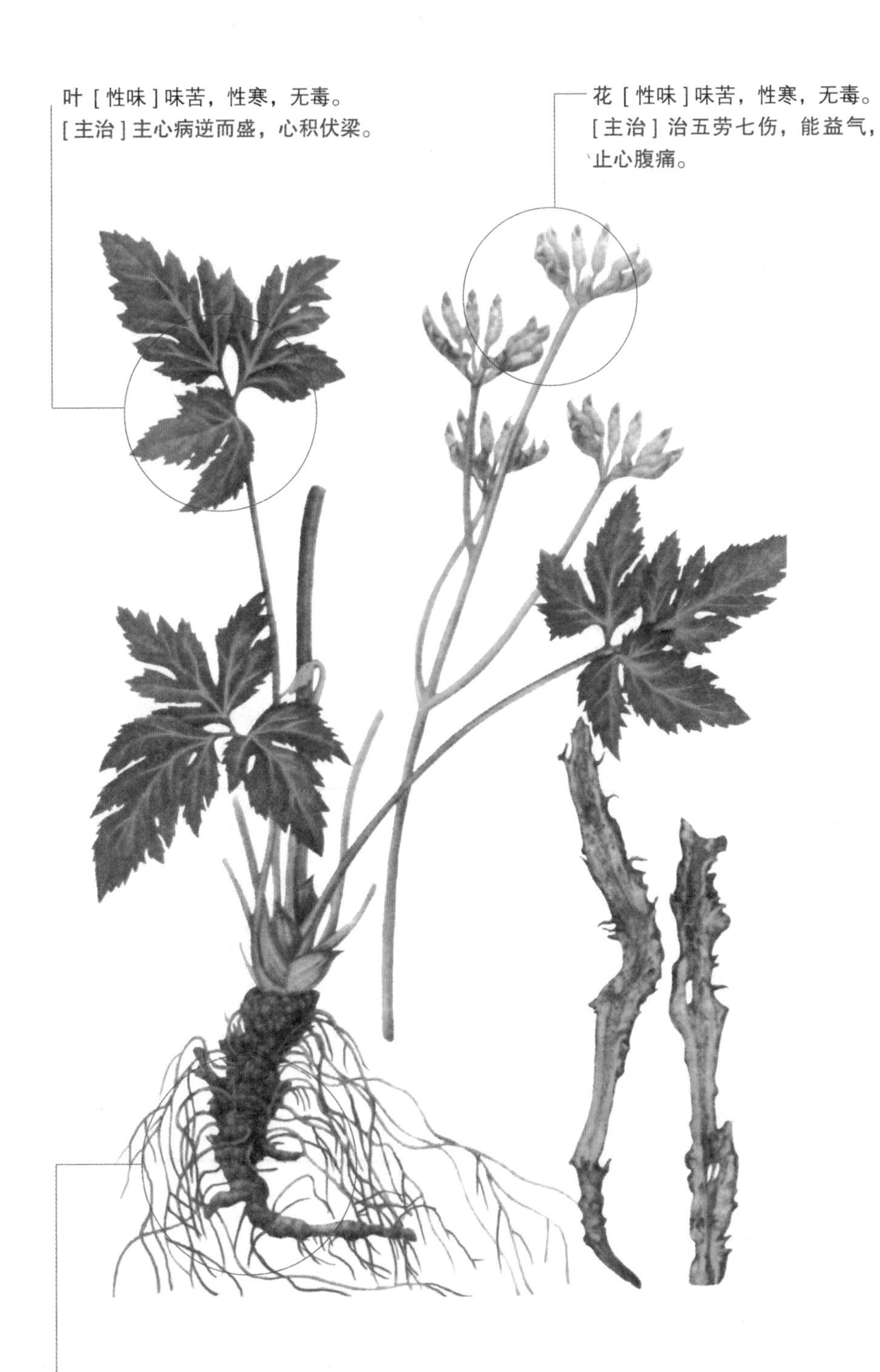

根［性味］味苦，性寒，无毒。
［主治］主热气，治目痛眦伤流泪，能明目。

细辛。以上配伍使用，均是一寒一热，一阴一阳，寒因热用，热因寒用，君臣相佐，阴阳相济，最得制方之妙，所以有效又无偏胜之害。

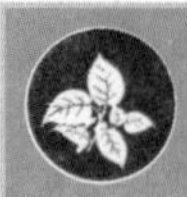

黄芪 ▸上品 植物篇

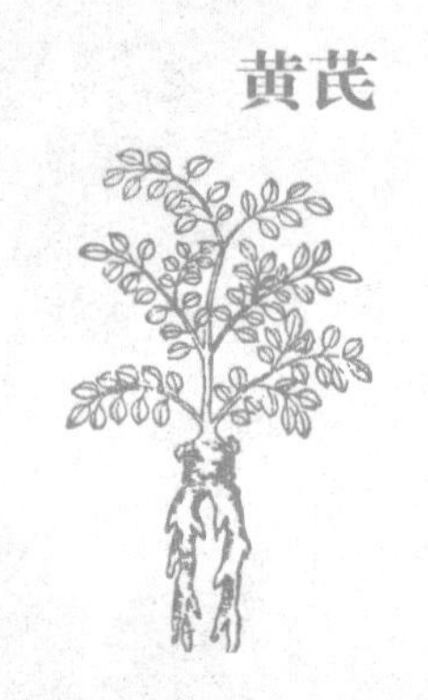

产地分布：主产于山西、黑龙江、辽宁、河北等省。

主　　治：气虚乏力，食少便溏，中气下陷，便血崩漏，表虚自汗，气虚水肿，血虚萎黄。

形态特征：黄芪为多年生草本。茎直立，具棱，被长毛。叶互生，托叶披针形。总状花序生茎上部叶腋。花淡黄色，蝶形花冠，花瓣倒卵形。子房有柄，花后荚果膨胀，长圆形，果外被短毛，内有种子 3 ~ 8 粒。

功　　效：补气固表、利尿。

【原文】

黄芪，味甘，微温。主痈疽久败疮，排脓止痛，大风癞痢，五痔鼠瘘，补虚小儿百病。一名戴糁。生山谷。

【译文】

黄芪，味甘，性微温。主治长期痈疽形成的破损伤烂，能够排脓止痛，并能治疗严重风邪所致的皮肤病、各种痔疮以及鼠瘘，具有补虚损及治疗多种小儿疾病的功效。又叫作戴糁。产于山中的深谷处。

【集解】

苏颂说：今河东、陕西州郡多有生长。八月中旬采挖它的根，其皮柔韧折之如绵，叫作绵黄芪。黄芪有白水芪、赤水芪、木芪几种，功用都差不多，但以白水芪力强。木芪短且纹理横生。现在的人多用苜蓿根来充当黄芪，折皮也似绵，颇能乱真，但苜蓿根坚硬而脆，黄芪很柔韧，皮是微黄褐色，肉为白色。

李时珍说：黄芪叶似槐叶但稍微要尖小些，又似蒺藜叶但略微宽大些，青白色。开黄紫色的花，大小如槐花。结尖角样果实，长约一寸。

根长二三尺，以紧实如箭杆的为好。嫩苗可食用。收取它的果实，在十月下种，像种菜法也可以。

［修治］雷敩说：使用时不要用木蓍草，二者极相似，只是木蓍叶短而根横长。使用黄芪，须去头上皱皮，蒸半天，掰细在槐砧上剉碎用。

李时珍说：现在的人将黄芪捶扁，用蜜水炙数次，以熟为度。也有用盐汤浸润透，盛在器皿中，在汤瓶内蒸熟切片用的。

［性味］味甘，性微温，无毒。

《名医别录》载：白水耆性寒主补。

张元素说：黄芪味甘，性温或平。气薄味厚，可升可降，属阴中阳药，入手足太阴经气分，又入手少阳、足少阴命门。

徐之才说：与茯苓相使，恶龟甲、白鲜皮。

［主治］治妇人子宫邪气，逐五脏间恶血，补男子虚损，五劳消瘦，止渴，腹痛泄痢。可益气，利阴气。（《名医别录》）

治虚喘，肾虚耳聋，疗寒热，治痈疽发背，内补托毒。（甄权）

花［性味］味甘，性微温，无毒。
［主治］月经不调，痰咳，头痛，热毒赤目。

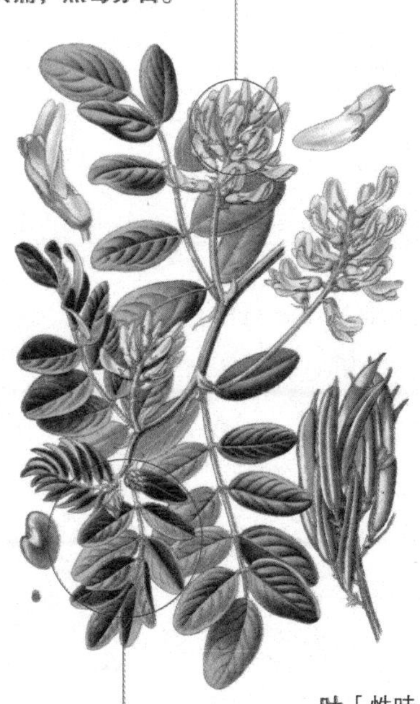

叶［性味］味甘，性微温，无毒。
［主治］疗渴以及痉挛，痈肿疽疮。

益气壮筋骨，生肌补血，破癥瘕。治瘰疬瘿瘤，肠风血崩，带下，赤白下痢，产前后一切病，月经不调，痰咳，头痛，热毒赤目。《日华诸家本草》

治虚劳自汗，补肺气，泻肺火心火，固卫表，养胃气，去肌热及诸经疼痛。（张元素）

主治太阴疟疾，阳维的寒热病，督脉的气逆里急。（王好古）

［发明］陶弘景说：黄芪产于陇西的温补，产于白水的冷补。又有红色的用作膏药，消痈肿。

张元素说：黄芪甘温纯阳，功用有五：一补各种虚损，二益元气，三健脾胃，四去肌热，五排脓止痛，活血生血，内托阴疽，为疮家圣药。又说：黄芪补五脏虚损，治脉弦自汗，泻阴火，去虚热，无汗用之发汗，有汗用之则止汗。

朱震亨说：用黄芪补元气，肥胖多汗者适宜，面黑形瘦的人服用会致胸满，应用三拗汤泻之。

寇宗奭说：防风、黄芪，世人多相须配用。

李杲说：防风能制黄芪，黄芪与防风同用则功效愈大，这是相畏而相使的配伍。

［主治］疗渴以及筋挛，痈肿疽疮。（《名医别录》）

对症下药

病症	配方	功效
小便不通	绵黄芪二钱，水二盏，煎成一盏，温服，小儿减半	利尿通便
气虚自汗	黄芪、白术各二两，防风一两，上㕮咀，每服三钱，水一盏半，加大枣一枚，煎七分，去滓，食后热服	益气固表
阴汗湿痒	用黄芪酒炒后研为细末，切熟猪心蘸着吃	逐恶血，除邪气
吐血不止	黄芪二钱半，紫背浮萍五钱，研为细末，每服一钱，姜蜜水送下	补肺气，养脾胃
胎动不安下黄水，腹中作痛	黄芪、川芎各一两，糯米一合，水一升，煎成半升，分次服用	安胎止痛
内脏下垂	黄芪一钱，人参、橘皮、升麻、柴胡、白术各三分，当归二分，上药㕮咀，都作一服，水二盏，煎至一盏，去滓，稍热服	升阳举陷

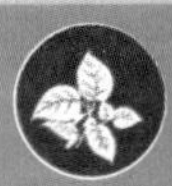

茵陈蒿 上品 植物篇

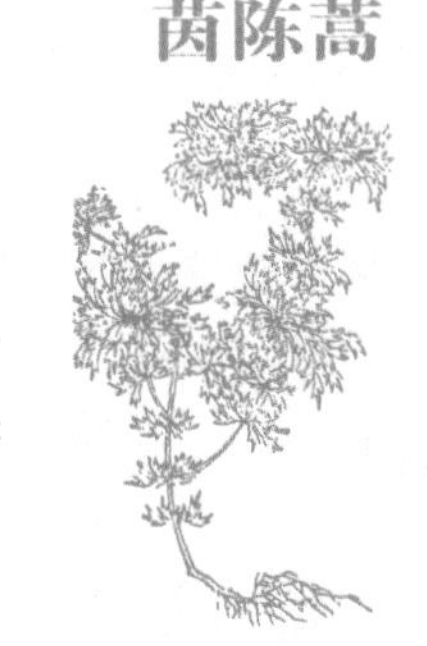

产地分布：主产陕西、山西、安徽。此外，分布于山东、江苏、湖北、河南、河北、福建。

成熟周期：春季幼苗高约10厘米时采收。

形态特征：表面有纵条纹，紫色，多分枝，老枝光滑，幼嫩枝被有灰白色细柔毛。花枝上的叶无柄，羽状全裂，裂片呈线形或毛管状。头状花序多数，密集成圆锥状。

功　　效：清热利湿。治湿热黄疸，小便不利，风痒疮疥。

【原文】

茵陈蒿，味苦，平。主风湿、寒热邪气，热结黄疸。久服轻身益气，耐老。生丘陵阪岸上。

【译文】

茵陈蒿，味苦，性平。主治风湿和寒热的邪气，湿热郁结导致的黄疸病。长期服用能够使身体轻巧、增添气力，延缓衰老。产于大小土丘或坟地、高坡上。

【集解】

《名医别录》载：茵陈生长在太山及丘陵的坡岸上，五月及立秋时采，阴干后用。

陶弘景说：现在到处都有茵陈。它像蓬蒿但叶片紧细些。秋后茎枯萎，经冬不死，到了春天又生长。

李时珍说：以前的人多种植茵陈蒿来当蔬菜，所以入药用的叫山茵陈，以与人工种植的相区别。山茵陈二月生苗，茎像艾。它的叶子像淡色的青蒿而背面为白色，叶柄紧细而扁平。九月开小花，为黄色，结的果实大小像艾子。花和果实都与庵（蕳）的花、果实相似，也有不开花，不结果实的。

[性味] 味苦，性平、微寒，无毒。

[主治] 治通身发黄，小便不利，除头热，去伏瘕。（《名医别录》）

通关节，去滞热，疗伤寒。（陈藏器）

石茵陈：治天行时疾热狂，头痛头昏，风眼疼，瘴疟。女人下腹结块胀痛和闪损乏绝。（《日华诸家

本草》)

[**发明**]王好古说：张仲景用茵陈栀子大黄汤治疗湿热，用栀子檗皮汤治疗燥热。如禾苗遇涝成湿黄，遇旱则成燥黄一样。有湿邪则渗泻它，有燥邪则滋润它。以上两个方子都是治阳黄的。韩衹和、李思训治疗阴黄，用茵陈附子汤。方中用茵陈为主药，佐以大黄、附子，各随寒热性质而用。

百草堂

传说有位病人得了黄疸病，去找华佗救治，可是当时还没有治疗黄疸的办法，华佗也无能为力。

病人见神医华佗也不能治他的病，无可奈何地回家等死。

可是半年后，华佗又碰见那个病人。病人不但没死，反而变得身强体壮，满面红光的了。华佗大惊忙问缘由。病人说自己因为春荒没粮，吃了一个月野草，并带华佗去找那种草。

华佗认出这种野草是青蒿，心想青蒿也许能治黄疸病，于是回去给那些黄疸病人服用。可是连试用了几次，病人却不见好转。华佗又去问先前的那位病人是不是认错草了，病人说没错。华佗问他吃的是几月的青蒿，病人说是三月的。

于是第二年开春，华佗又采了许多三月间的青蒿试着治害黄疸病的人吃。病人的黄疸病果然全都好了。

之后华佗经过反复试验，发现只有幼嫩的茎叶可以入药治黄疸病。为了使人们容易区别，华佗便把这种幼嫩青蒿取名叫“茵陈”，又叫“茵陈蒿”。并还编了四句话留给后人：“三月茵陈四月蒿，传与后人要记牢。三月茵陈能治病，四月青蒿当柴烧。”

对症下药

病症	配方	功效
酒疸	茵陈同川黄连、葛根、黄柏、薏苡仁、五味子	泄热除烦，解酒毒
谷疸	茵陈蒿六两，栀子十四枚，大黄二两，上三味，以水一斗，先煮茵陈，减六升，内二味，煮取三升，去滓，分温三服	清泄湿热
女劳疸	茵陈同生地、石斛、木瓜、牛膝、黄柏	滋补肾阴，化湿消瘀

柏实

▶上品 植物篇

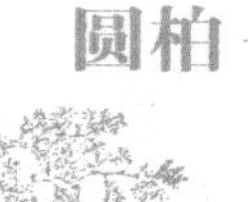

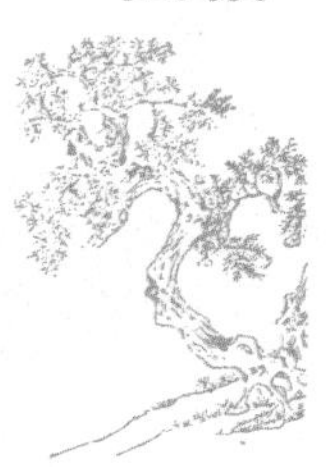

产地分布：乾州最多。

成熟周期：3月开花，9月成熟。

形态特征：树耸直，皮薄，木质细腻，花细琐。它的果实是球形，形状如小铃，霜后四下裂开，中有大小如麦粒的几颗子。

功　　效：平肝润肾，延年壮神。

【原文】

柏实，味甘，平。主惊悸，安五脏，益气，除风湿痹。久服令人润泽美色，耳目聪明，不饥不老，轻身延年。生山谷。

【译文】

柏实，味甘，性平。主治受到惊吓而惊恐不安、心神不宁，具有安定五脏、增益气血的功效，并且能够逐除风湿痹证。长期服用能够使人面色红润有光泽、美丽动人，耳聪目明，没有饥饿感，身体轻巧、延年益寿。产于山中的深谷处。

【集解】

苏颂说：柏的果实以乾州最多。三月开花，九月成熟结子，收下来蒸后晒干，舂擂取出核仁备用。以密州出产的为更好，虽然与其他柏树相似，但其叶子都侧向而生，功效就有了很大的差别。益州诸葛孔明庙中有一棵大柏树，相传是蜀代时栽种的，当地的人们多采摘来做药，其味甘香，与一般的柏树不同。

寇宗奭说：我在陕西做官时，登高望柏，千万株都偏向西边。大概是因为这种树木坚硬，不畏霜雪，得木的正气，是其他的树木所不能

对症下药

病症	配方	功效
老人便秘	柏仁同松仁、火麻仁	润肠通便
心悸，失眠	柏仁同白术、生地、枣肉丸	养心安神
小儿惊痫腹满，大便青白色	柏子仁研末，温水调服一钱	安心神，补肝肾

及的，受金的正气所制而全部偏向西边。

李时珍说：《史记》里称柏为百木之长，树耸直，皮薄，木质细腻，花细琐。它的果实球形，形状如小铃，霜后四下裂开，中有大小如麦粒的几颗种子，芳香可爱。柏树叶松树身的是桧，它的叶尖而硬，也叫栝，现在人们叫它圆柏，以和侧柏区别。松树叶柏树身的是枞。松桧各占一半的是桧柏。峨眉山中有一种竹叶柏树身的，称它为竹柏。

李时珍说：《列仙传》里说，赤松子吃了柏实，牙齿落了又生，行如奔马。这并非假话。

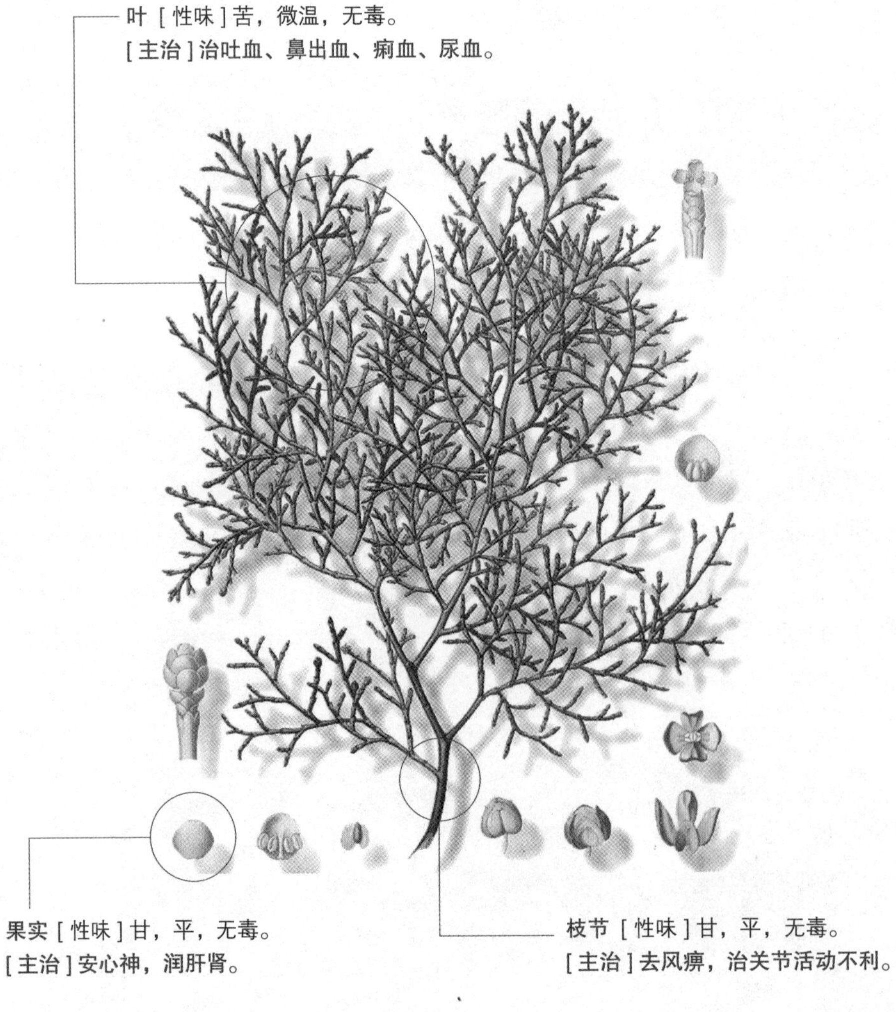

茯苓

▶上品 植物篇

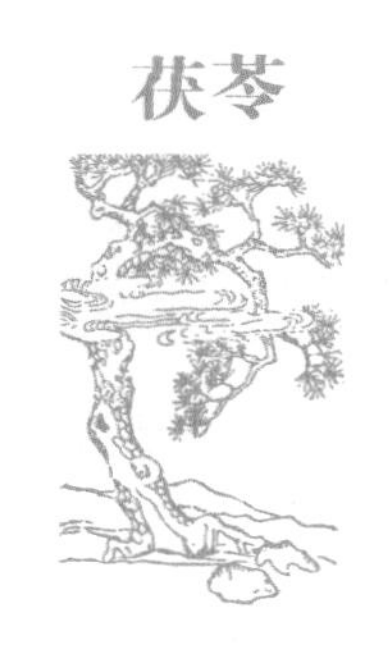

产地分布：云南、安徽、湖北、河南、四川等地。

成熟周期：春季、秋季采挖。

形态特征：多为不规则的块状，球形、扁形、长圆形或长椭圆形等，大小不一。表皮淡灰棕色或黑褐色，呈瘤状皱缩，内部白色稍带粉红，由无数菌丝组成。

功　　效：利尿、镇静。

【原文】

茯苓，味甘，平。主胸胁逆气忧恚；惊邪恐悸；心下结痛，寒热烦满，咳逆，口焦舌干，利小便；久服安魂养神，不饥延年。一名茯菟。生山谷。

【译文】

茯苓，味甘，性平。主治忧郁导致的胸胁间气逆上行，因受到惊吓而产生的恐慌心悸，心下胃脘部的聚积疼痛，身体恶寒发热，心中烦满郁闷，咳嗽气逆，口干舌燥，能够通利小便。长期服用能够安魂养神，使人没有饥饿感，延年益寿。又叫作茯菟。产于山中的深谷处。

【集解】

《名医别录》说：生长在泰山山谷中及松树下。二八月采摘，阴干备用。

陶弘景说：现出产于郁州。大的如三四升的器具，皮黑且有细皱纹，肉坚而白，形似鸟兽龟鳖的为好。内虚泛红色的不好。茯苓能防腐及虫蛀，埋地下三十年，颜色及纹理不变。

刘禹锡说：《淮南子》里说，千年的松树，下面有茯苓，上面有菟丝。《典术》里说，松脂埋入地下千年变为茯苓，见松树呈红色的就有。《广志》中说，茯神是松汁形成的，好于茯苓。有的说茯苓贯穿着松树根。

李时珍说：下有茯苓，则上有灵气如丝的东西，山里人常见到它，现在有的人认为是菟丝，其实不是。茯苓有大如斗的，有坚如石的，绝好，轻虚的不好，大概是年限短不坚硬的原因。《茯苓赞》说："皓苓下居，彤丝上荟。中状鸡凫，其容龟蔡。神侔少司，保延幼艾。终志不移，柔红可佩。"观此彤丝，即是菟丝。

[主治] 治胸胁逆气，忧恐惊邪，心下结痛，寒热烦满咳逆，口焦舌干，利小便。经常服用可安魂养神，使人不饥延年，止消渴嗜睡，治腹水、胸水及水肿病症，还有开胸腑、调脏气、去肾邪、长阴益气、保神气的功能。可开胃止呕逆，善安心神。主治慢性肺部疾病及痰多不易咳出，心腹胀满，小儿惊痫，女人热淋。补五劳七伤，开心益志，治健忘，暖腰膝并安胎。止烦渴，通利小便，除湿益燥，有和中益气的功能，可利腰脐间血，逐水缓脾，生津导气，平火止泄，去虚热，开腠理，泻膀胱，益脾胃。还可治肾积水。

百草堂

茯苓，亦名伏灵、伏菟、松腴、不死面，是人们颇为熟悉的补益佳品。

相传成吉思汗在中原作战时，小雨连绵不断地下了好几个月，大部分将士水土不服，染上了风湿病，眼看兵败临城，成吉思汗十分着急。后来，有少数几个士兵因偶尔服食了茯苓，风湿病得以痊愈。听说此事后，成吉思汗大喜，他急忙派人到盛产茯苓的罗田县运来大批茯苓给将士们吃，兵将们吃后风湿病好了起来，成吉思汗最后打赢了仗。茯苓治疗风湿病的神奇功效也被广为传诵。

养生学家谓茯苓"千年以上者，变化为兔，或化为鸟，服之轻身，成就仙道"。

历代医家及养生学家都很重视茯苓的延年益寿之功，唐宋时期服食茯苓已是很普遍的事情。宋代文学家苏东坡就很会做茯苓饼。他曾指出，做茯苓饼"以九蒸胡麻，用去皮茯苓少入白蜜为饼食之，日久气力不衰，百病自去，此乃长生要诀"。据说苏东坡年已六旬还有惊人的记忆力和强健的身体，这可能和他常吃自制的茯苓饼有很大关系。

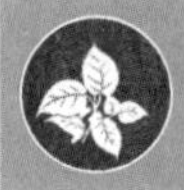

大枣

▶上品 植物篇

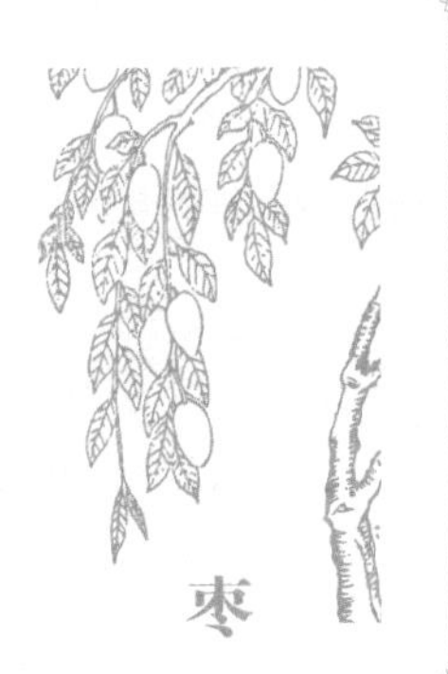

产地分布：主产山东、河北、山西、陕西、甘肃。

成熟周期：花期5—6月，果期9—10月。

形态特征：小枝成“之”字形弯曲。有长枝（枣头）和短枝（枣股），长枝“之”字形曲折。叶长椭圆形状卵形，先端微尖或钝，基部歪斜。花小，黄绿色，8～9朵簇生于脱落性枝（枣吊）的叶腋，成聚伞花序。核果长椭圆形，暗红色。

功　　效：润心肺，止咳，补五脏，治虚损，除肠胃癖气。

【原文】

大枣，味甘，平。主心腹邪气，安中养脾，助十二经，平胃气，通九窍，补少气，少津液，身中不足，大惊，四肢重，和百药。久服轻身长年。叶，覆麻黄能令出汗。生平泽。

【译文】

大枣，味甘，性平。主治心腹内邪气聚积，具有安定内脏、调养脾气的功效。能佐助人体的十二经脉，并能平调胃气，通利九窍，补益体内气血津液虚少，以及身体不足。治疗严重的惊恐，四肢沉重，

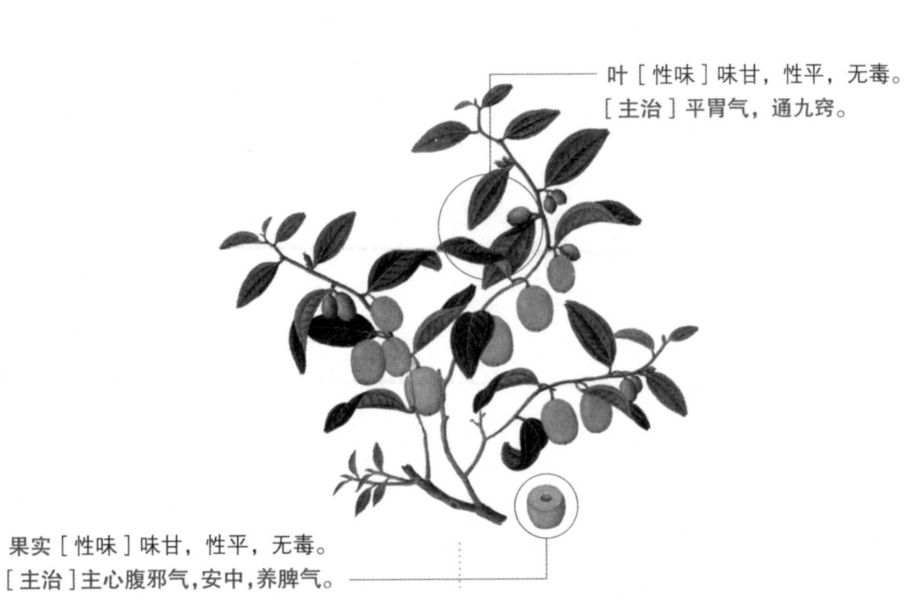

并能调和百药。长期服用能使人身体轻巧，延年益寿。其叶，与麻黄相配合，能令人发汗。产于水草丛杂的平原地区。

【集解】

吴瑞说：此即晒干的大枣。味最良美，故宜入药。

《日华诸家本草》载：有齿病、疳病、蛔虫的人不宜吃，小儿尤其不宜吃。枣忌与葱同食，否则令人五脏不和。枣与鱼同食，令人腰腹痛。

李时珍说：现在的人蒸枣大多用糖、蜜拌过，这样长期吃最损脾，助湿热。另外，枣吃多了，令人齿黄生虫。

［主治］主能补中益气，坚志强力，除烦闷，疗心下悬，除肠澼。（《名医别录》）

润心肺，止咳，补五脏，治虚损，除肠胃癖气。和光粉烧，治疳痢。《日华诸家本草》

可杀乌头、附子、天雄毒。（徐之才）

和阴阳，调荣卫，生津液。（李杲）

百草堂

《红楼梦》第五十四回中，描写了荣府元宵节摆夜宴，贾母说她有些饿了，想要喝粥。凤姐忙回答说："有预备好的鸭子肉粥。"贾母说："我吃清淡点的吧。"凤姐又说："有枣儿熬的粳米粥。"凤姐所说的鸭子肉粥和大枣粥都是地地道道的药粥，其中尤以大枣粥为善。大枣粥首见于《圣济总录》一书，《红楼梦》中说是为王夫人吃斋用的素食。从药粥的角度说，大枣粥具有补益脾胃、益气生津、养心安神的作用。在元宵节的夜宴上，史太君吃清淡而远油腻，可见其养生有术。

对症下药

病症	配方	功效
反胃吐食	大枣一枚去核，斑蝥一个去头翅，将斑蝥放枣内煨熟后，去斑蝥，空腹用白开水送下	健脾益胃
妇女脏燥，悲伤欲哭，用大枣汤	大枣十枚、小麦一升、甘草二两，诸药合并后每次取一两，水煎服	养脾气，平胃气
烦闷不眠	大枣十四枚、葱白七根，加水三升煮成一升，一次服下	补中益气，除烦闷，安神
上气咳嗽	大枣二十枚去核，酥四两用微火煎，然后倒入枣肉中渍尽酥，取枣收存。常含一枚，微微咽汁	润肺，止咳

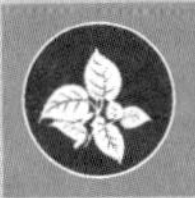

干地黄

▶上品 植物篇

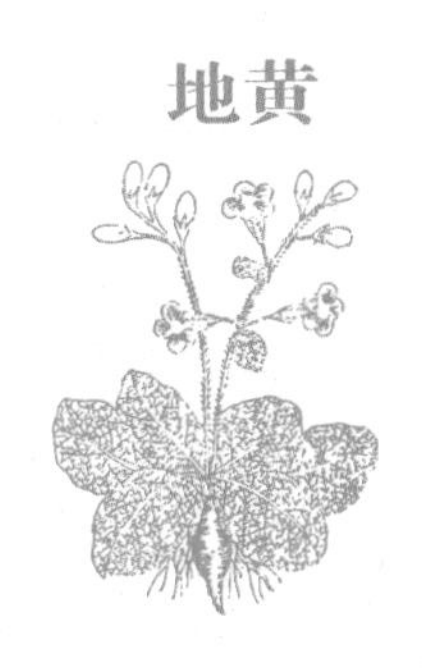

产地分布：主产北京、天津、山东、河北。

成熟周期：花期4—6月，果期7—8月。

形态特征：多年生草本，全株有白色长柔毛和腺毛。叶基生成丛，倒卵状披针形，基部渐狭成柄，边缘有不整齐钝齿，叶面皱缩，下面略带紫色。花茎由叶丛抽出；萼5浅裂；花冠钟形，紫红色，内面常有黄色带紫的条纹。蒴果球形或卵圆形，具宿萼和花柱。

功　　效：清热生津，凉血，止血。

【原文】

干地黄，味甘，寒。主折跌绝筋，伤中，逐血痹，填骨髓，长肌肉，作汤除寒热积聚，除痹，生者尤良。久服轻身不老。一名地髓。生川泽。

【译文】

干地黄，味甘，性寒。主治跌打损伤、骨折筋断，内脏受损，能驱散血瘀，强壮骨髓，增长肌肉。煎熬成汤服用，能驱除寒热积聚，消除各种痹病，生地黄的疗效尤其好。长期服用能使身体轻捷、延缓衰老。又被称为地髓。产于河边沼泽水草丛生处。

【集解】

《名医别录》载：原产在咸阳的山川及沼泽地带，以长在黄土地上的为佳，二月、八月采根阴干。

苏颂说：种植地黄很容易，将根栽入土中即生长。以前说种地黄宜黄土，现在则不这么认为。它适宜在肥沃疏松的土壤里生长，就会根大且汁多。种植法：用苇席围如车轮，直径一丈多，将土壤填充在苇席中，成为坛。坛上又用苇席围住，也用土壤填充，比底下的坛直径少一尺，如此数级如宝塔，将地黄根节多的断成一寸长，种植在坛上，层层种满，每日浇水使它生长茂盛。到春分、秋分时，自上层而取，根都又长又大不会折断，这是由于没有被砍伤的缘故。得到根后晒干。产自同州的地黄光润甘美。

李时珍说：现在的人们只以怀

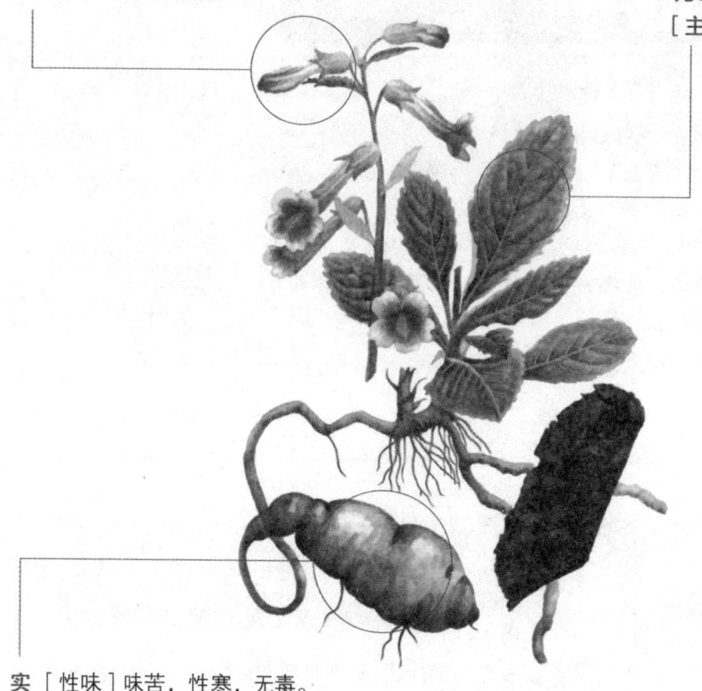

庆产的地黄为上品，不过是因为各地随时代而兴废不同罢了。它的嫩苗初生时贴地，叶如山白菜而毛涩，叶面深青色，又像小芥叶却要厚实些，不分丫杈。叶中串茎，茎上有细毛，茎梢开小筒子花，红黄色。结的果实如小麦粒。根长四五寸，细如手指，皮赤黄色，像羊蹄根及胡萝卜根，晒干后成黑色。生食有土气味，俗称它的苗为婆婆奶。古人用种子播种，如今只栽植它的根。王旻《山居录》中说：地黄长嫩苗时，摘其旁生的叶做菜，对人很有益。本草书中说二月、八月采集根，看来是不了解它的性质。八月残叶犹在，叶中的精气还没有完全归根。二月时，新苗已开始生长，根中的精气已滋生入叶，不如正月、九月采集的好，又与蒸、晒相适宜。

陈嘉谟说：江浙一带的地黄，因吸收了南方的阳气，质虽光润而功效微小；怀庆出产的地黄，秉承了北方的纯阴之气，表皮虽有疙瘩但功效很强。

干地黄

[修治] 用生地黄一百斤，选择肥大的六十斤，洗净后晒至微皱。将剩下的地黄洗净，在木臼中捣烂绞干，然后加酒再捣。取捣出的汁拌前面选出的地黄，晒干，或用火焙干后使用。

甄权说：凡服地黄，应忌葱蒜、萝卜、各种血，否则会使人营卫枯涩，须发变白。

李时珍说：地黄用姜汁浸或酒制后就不损伤脾胃，鲜用性寒，晒干用性凉。

[主治] 治男子各种劳伤、妇女中气不足、胞漏下血，破恶血溺血，利大小肠，祛除胃中饮食积滞，补五脏内伤后引起的虚弱，通血脉，益气力，利耳目。(《名医别录》)

补助心、胆气，强筋壮骨，益志安神。治惊悸劳伤，心肺受损，吐血鼻出血，妇女崩漏下血所致眩晕。(《日华诸家本草》)

治产后血虚腹痛。(甄权)

地黄凉血生血，补肾阴，治皮肤干燥，祛除各种湿热。(张元素)

主心脏功能失调引起的手心发热疼痛，脾虚而卧床不起，足下发热疼痛。(王好古)

生地黄

[主治] 妇人崩中血不止，产后血气上迫于心致闷绝，胎漏下血，堕坠骨折，瘀血出血，鼻出血，吐血，都宜捣汁服用。(《名医别录》)

[发明] 戴原礼说：如果阴衰阳盛，相火炽盛，乘阴位，日渐煎熬，为虚火之证，适宜用地黄来滋阴退阳。

李时珍说：《神农本草经》所说的干地黄，是阴干、晒干、烘干的，因此说生用效果更好。《名医别录》又说生地黄是刚挖掘出的新鲜品，因此性大寒，熟地黄是后人又蒸晒了的。许多本草书认为干地黄就是熟地黄，虽然主治证相同，但凉血、补血的作用稍有区别。因此另外又有熟地黄。

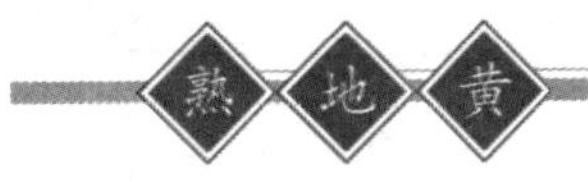

熟地黄

[修治] 李时珍说：熟地黄近时制法：拣取肥大而沉水的地黄，用好酒和砂仁末拌匀，放入柳木甑中在瓦锅内蒸透，晾干，再用砂仁、酒拌匀蒸晾，如此反复九次。这是因为地黄性泥，得砂仁之香后窜，从而调理五脏冲和之气，归宿到丹田。现市中所售只用酒煮熟的不能

用。

［主治］填骨髓，长肌肉，生精补血，补益五脏内伤虚损不足，通血脉，利耳目，黑须发，治男子五劳七伤，女子伤中气、子宫出血、月经不调、产前产后百病。（李时珍）

补血气，滋肾水，益真阴，去脐腹急痛。病后胫股酸痛，不能久坐。（张元素）

治坐卧不安，视物模糊。（王好古）

［发明］张元素说：生地黄性大寒而凉血，用于血热的人；熟地黄性微温而补肾，用于血衰的人。另外脐下疼痛属肾经，非熟地黄不能除，是通肾的良药。

王好古说：生地黄可治心火亢盛，手足心发热，入手足少阴厥阴经，能益肾水，凉心血。脉洪实的人宜用。若脉虚，则适宜用熟地黄，凭借火力蒸九次，可补肾中元气。张仲景的八味丸中，以地黄为众药之首，这是天一生癸水。汤液四物汤，治藏血也以地黄为君，癸乙同归一治。

李时珍说：据王硕《易简方》所说，男子多阴虚，适宜用熟地黄，女妇多血热，适宜用生地黄。又说，生地黄能生精血，用天门冬引入所生之处，熟地黄能补精血，用麦门冬引入所补之处。虞抟《医学正传》中说，生地黄生血，但胃气虚弱的人服用，应防伤食。熟地黄补血，但痰饮多的人服了会损伤脾胃。也有人说，生地黄酒炒则不伤胃，熟地黄用姜汁炒后则不妨碍脾，这都是妙用地黄。

百草堂

蜜蜜罐是一种淡紫色的草花。花形似罐，花蕊蜜甜，村里人就给它起了个可爱的名儿，叫蜜蜜罐，也有叫它酒壶花的。每年四五月间，花开了，甜香四溢，招惹得那蝶儿蜂儿，纷至沓来，就连农村的孩子们，也跟蜜蜂蝴蝶抢蜜喝，贪婪地吮吸那美丽小花中的甜蜜。采花食蜜这种天然的生活乐趣，恐怕只有生活在农村的孩子才能体会了。而这种能让孩子们甜上半天的蜜蜜罐就是名贵中草药地黄开的花朵！

地黄，土名婆婆丁，俗称老婆子脚。地黄为多年生草本植物。秋季收获，根入药。新挖者，为鲜地黄，性寒，味甘苦，有清热、凉血止血之功能；烘焙后，为生地，性寒，味甘苦，有滋阴补血之功能；再经黄酒浸泡蒸煮后，为熟地，性微寒，味甘，有补肾阴、益精血之功能。

对症下药

病症	配方	功效
产后烦闷	地黄同麦门冬	驱除寒热积聚
男子精寒	地黄同沙蒺藜、肉苁蓉、鹿茸、山茱萸、五味子	补肾益精
尿血	地黄同麦门冬、五味子、牛膝、枸杞子、车前子、阿胶、天门冬	滋阴降火，凉血止血
心虚怔忡心悸	地黄同人参、远志、麦冬、酸枣仁、柏子仁、茯神、甘草	益气养血、宁心安神

巴戟天

▶上品 植物篇

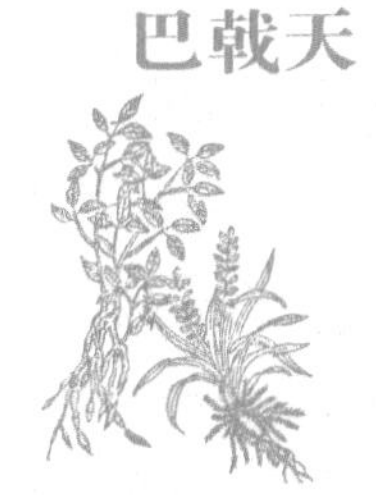

产地分布：主产广东、广西。

成熟周期：花期4—6月，果期7—11月。

形态特征：根呈扁圆柱形，略弯曲。表面灰黄色或暗灰色，具纵纹及横裂纹。

功　　效：补肾阳，强筋骨，祛风湿。

【原文】

巴戟天，味辛，微温。主大风邪气，阴痿不起，强筋骨。安五脏，补中，增志，益气。生山谷。

【译文】

巴戟天，味辛，性微温。主治严重的风邪证，阳痿不举，强筋健骨。能安定五脏，补中益气，增强记忆力。产于山中的深谷处。

【集解】

《名医别录》载：巴戟天长在巴郡以及下邳的山谷中，二月、八月采根阴干用。

陶弘景说：现在也用建平、宜都所产的，根形如牡丹而细，外红里黑，用时打去心。

苏恭说：巴戟天的苗俗称三蔓草。叶似茗，冬天也不枯萎。根如连珠，老根为青色，嫩根为白紫色，一样使用，以连珠多肉厚的为好。

［修治］雷敩说：凡是使用巴戟天，必须先用枸杞子汤浸泡一夜，

泡软后滤出，再用酒浸泡一伏时，滤出，同菊花熬至焦黄，去掉菊花，用布拭干用。

李时珍说：现在的制法是，用酒浸泡一夜，剉碎焙干后入药。如果急用，只用温水浸软去心也可。

[性味] 味辛、甘，性微温，无毒。

徐之才说：与覆盆子相使，恶雷丸、丹参、朝生。

[主治] 疗头面游风，小腹及阴部疼痛。能补五劳，益精，助阳利男子。(《名医别录》)

治男子梦遗滑精，强阴下气，疗麻风。(甄权)

治一切风证，疗水肿。(《日华诸家本草》)

《仙经》中用巴戟天来治脚气，去风疾，补血海。(李时珍)

[发明] 王好古说：巴戟天，是肾经血分药。

甄权说：病人虚损，宜加量使用巴戟天。

百草堂

巴戟天具有补肾助阳、祛风除湿的功效，用于阳痿、冷痛、腰膝痹弱等症。

用巴戟天、牛膝、石斛、羌活、当归、生姜、酒配置而成的巴戟天酒具有补肾壮阳、活血通经、舒筋利关节的功效，历来被列为养生佳品。

此酒内补肝肾筋骨，外祛风寒湿邪、活血通经，主治腹部瘀结冷痛，折伤闪挫，腰膝痹痛，足痿无力，肢节不利，四肢拘挛，肾虚阳痿。

对症下药

病症	配方	功效
阴痿	巴戟天同五味子、肉苁蓉、山茱萸、鹿茸、柏子仁、枸杞子、补骨脂	补肾阳，强筋骨
遗精	巴戟天同鹿角、柏子仁、天门冬、远志、莲须、覆盆子、黄柏	补肾益精
肾阳虚衰，腰膝酸软，下肢无力	巴戟天酒：巴戟天、怀牛膝各等量。用约10倍的白酒浸泡。每次饮1～2小杯	补肾壮阳、强筋骨

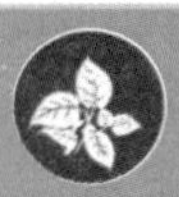

白英

▶上品 植物篇

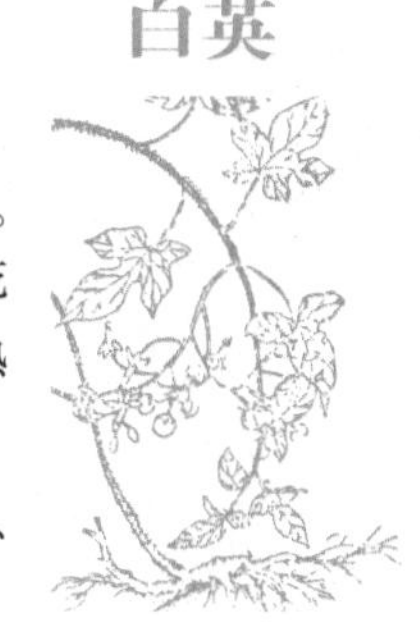

产地分布：甘肃、陕西、山东及长江以南各省。

成熟周期：花期7—8月，果期9—10月。

形态特征：多年生草质藤本。茎、叶密生有节的长柔毛。叶多为琴形，叶柄长约3厘米。聚伞花序顶生或腋外生，花疏生；花冠蓝色或白色。浆果球形，直径约8毫米，成熟后红色。

功　　效：清热解毒，祛风利湿，化瘀。用于湿热黄疸、风热头痛、白带过多、风湿性关节炎。

【原文】

白英，味甘，寒。主寒热，八疸，消渴，补中益气。久服轻身延年。一名谷菜。生山谷。

【译文】

白英，味甘，性寒。主治身体的恶寒发热，八种黄疸，消渴症，具有补中益气的功效。长期服用使人身体轻巧、益寿延年。又叫作谷菜。产于山中深谷处。

百草堂

白英又叫作白毛藤、毛风藤、毛葫芦、毛秀才。

白英具有清热解毒、祛风利湿、化瘀的功效。用于湿热黄疸、风热头痛、白带过多、风湿性关节炎等症。

白英花为蓝色或白色，在山坡或路旁经常可以看到它可爱的身影。

日常生活中如果遇到风热感冒，可以用等量的一枝黄花和白英一起用水煎服，据说具有不错的疗效。

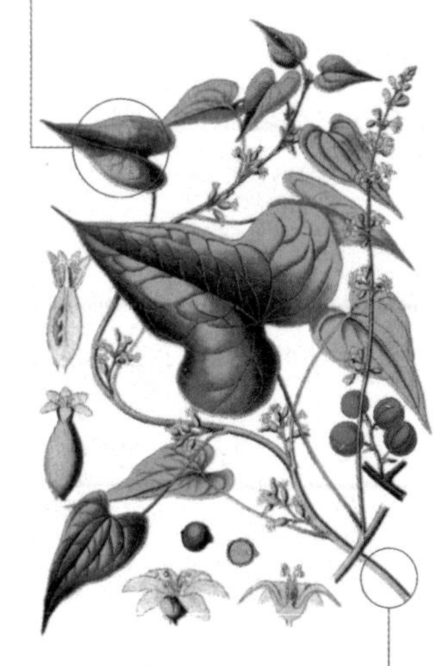

决明子

▶上品 植物篇

产地分布：分布于广西、广东、福建、台湾、云南、山东、河北、浙江、安徽。

成熟周期：花期7—9月，果期10月。

形态特征：羽状复叶有小叶6片，叶柄无腺体，在叶轴2小叶之间有1腺体；花通常2，腋生，总花梗极短；荚果线形，种子多数菱形，淡褐色，有光泽。

功　　效：清肝明目、降压、润肠。

茳芒决明

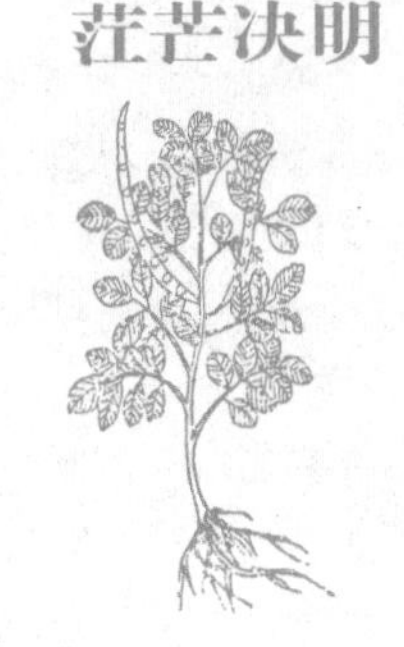

【原文】

决明子，味咸，平。主青盲，目淫肤赤白膜，眼赤痛、泪出。久服益精光，轻身。生川泽。

【译文】

决明子，味咸，性平。主治眼睛外观正常，但看不见东西，眼球上生有红色、白色翳膜，目赤疼痛、流泪不止。长期服用则目光明亮，身体轻巧。产于河流池泽等水草丛生处。

【集解】

李时珍说：决明有两种，一种是马蹄决明，茎高三四尺，叶比苜蓿叶大而叶柄小，叶尖开叉，白天张开，夜晚合拢，两两相贴。它在秋天开淡黄色的花，花有五瓣。结的角像初生的细豇豆，长五六寸。角中有子数十颗，不均匀相连接，形状像马蹄，青绿色，是治眼疾的最佳药物。另一种是茳芒决明，即《救荒本草》中的山扁豆。它的苗和茎都像马蹄决明，但叶柄小，末端尖，像槐叶，夜晚不合拢。秋天开深黄色的花，花为五瓣，结的角大小如小手指，长二寸左右。角中子排成列，像黄葵子而扁，褐色，味甘滑。这两种的苗叶都可以作酒曲，俗称独占缸。但茳芒的嫩苗及花、角子，都可食用或泡茶饮，而马蹄决明的苗和角都苦、硬，不能吃。

徐之才说：与蓍实相使，恶大麻子。

[**主治**] 治唇口青。(《名医别录》)

助肝气，益精。用水调末外涂，

消肿毒。熏太阳穴，可治头痛。贴印堂，止鼻洪。作枕头，可治头风且有明目的作用，效果比黑豆好。(《日华诸家本草》)

治肝热风眼赤泪。(甄权)

益肾、解蛇毒。(朱震亨)

叶当蔬菜食用，利五脏，明目，效果好。

[发明] 李时珍说：《物类相感志》载，在园中种决明，蛇不敢入。丹溪说决明解蛇毒即源于此。

百草堂

从前，有个老秀才，不到60岁便得了眼病，人们都叫他“瞎秀才”。

有一天，一个南方药商从他门前过，见门前有几棵野草，就问这个草苗卖不卖？老秀才问价钱，药商说多少钱都买，老秀才觉得这几棵草值钱，于是就没卖。

过了两天，南方药商又来买那几棵草。这时瞎秀才门前的草已经长到1米多高，茎上已经结满了金黄色花，老秀才见药商又来买，越发觉得这草有价值，更加舍不得卖。

一晃到了秋天，这几棵野草结了菱形、灰绿色有光亮的草籽。老秀才觉得草籽味香，觉得准是好药，就抓了一小把，每天用它泡水喝。结果喝了一段时间，眼病居然好了。

又过了一个月，药商第三次来买野草，见没了野草，就问老秀才草哪儿去了。老秀才就将事情的原委说了。药商听后告诉他：“这草籽是良药，叫‘决明子’，又叫‘草决明’，能治各种眼病，长服能明目。”

从此后，老秀才常饮决明子泡的茶，一直到80多岁还眼明体健，并吟诗一首：“愚翁八十目不瞑，日数蝇头夜点星，并非生得好眼力，只缘长年饮决明。”

花 [性味] 味咸，性平，无毒。
[主治] 治结膜炎，白内障。
子 [性味] 味咸，性平，无毒。
[主治] 治视物不清，眼睛混浊。

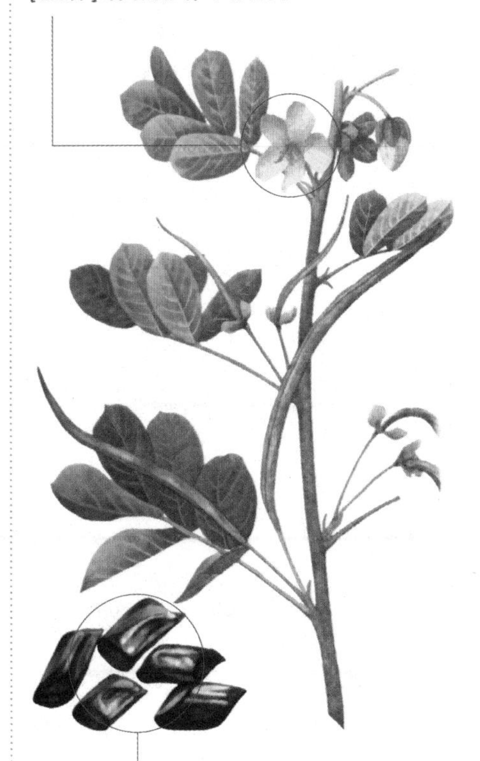

丹参

▶上品 植物篇

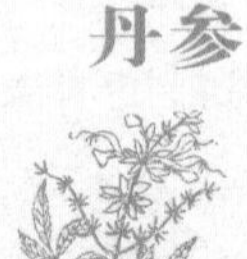

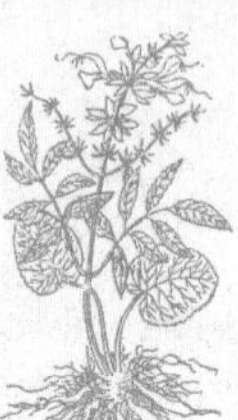

产地分布：陕西、河东州郡及随州。

成熟周期：5月采根。

形态特征：叶如野苏而尖，青色有皱毛。小花成穗像蛾形，中间有细子，根皮红而肉色紫。

功　　效：活血，通心包络，治疝气痛。

【原文】

丹参，味苦，微寒。主心腹邪气，肠鸣幽幽如走水，寒热积聚，破癥除瘕，止烦满，益气。一名郄蝉草。生川谷。

【译文】

丹参，味苦，性微寒。主治胸腹有邪气，肠中发出幽幽的声音，好像有水在流动，寒热之气积聚不散，能够破除癥瘕，止消烦闷，增加气力。又叫作郄蝉草。产于山川河谷地带。

【集解】

萧炳说：丹参治风湿脚软，用药后可追奔跑的马，所以叫奔马草，我曾经用此药治过病人，确实有效。

《名医别录》载：丹参生于桐柏山川谷及泰山，五月采根晒干用。

苏颂说：现在陕西、河东州郡及随州都有，二月生苗，高一尺多。茎方有棱，为青色。它的叶不对生，如薄荷而有毛，三至九月开花成穗，花为紫红色，像苏花。根红色，如手指般大，长一尺多，一苗多根。

苏恭说：丹参冬季采挖的好，夏季采挖的虚恶。

李时珍说：丹参各处山中都有。一枝上长五叶，叶如野苏而尖，青色有皱毛。小花成穗像蛾形，中间有细子，根皮红而肉色紫。

徐之才说：畏碱水，反藜芦。

[**主治**] 养血，除心腹痼疾结气，能强腰脊治脚痹，除风邪留热。久服对人体有益。(《名医别录》)

泡酒饮用，疗风痹脚软。(陶

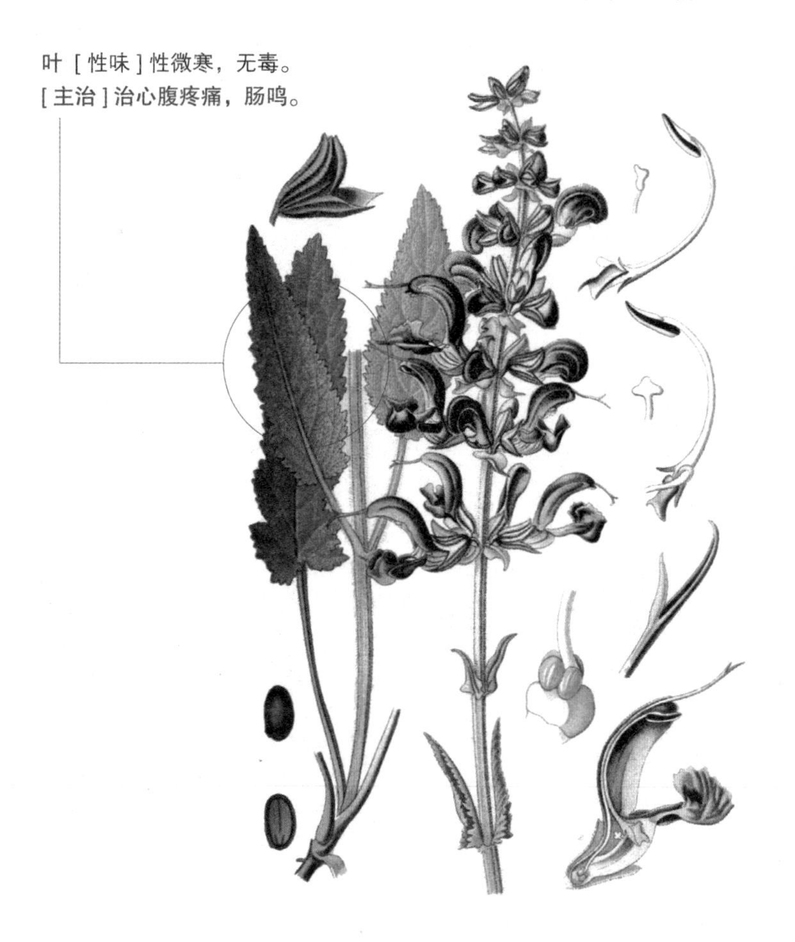

弘景）

主治各种邪气所致的脘腹胀痛、腹中雷鸣，能定精。（甄权）

养神定志，通利关节血脉，治冷热劳，骨节疼痛，四肢不遂，头痛赤眼，热温狂闷，破瘀血，生新血，安生胎，堕死胎，止血崩带下。治妇人月经不调，血邪心烦，疗恶疮疥癣，瘿瘤肿毒丹毒，排脓止痛，生肌长肉。（《日华诸家本草》）

活血，通心包络，治疝气痛。（李时珍）

［发明］李时珍说：丹参色赤味苦，性平而降，属阴中阳品，入手少阴、厥阴经，是心与心包络的血分药。按《妇人明理论》所说，四物汤治妇科疾病，不问胎前产后，月经多少，都可通用。只有一味丹参散，主治与它相同，是因丹参能破宿血，补新血，安生胎，堕死胎，止崩中带下，调经的作用大致与当归、地黄、川芎、芍药相似的缘故。

百草堂

相传很久以前，有个渔村住着一个渔霸。一天，渔霸的老婆患了重病，遍寻名医却久治不愈，后来听说东海中有个无名岛，岛上生长着一种草药能治老婆的病，可是这岛暗礁林立，而且海上风猛浪大，水流湍急，船难靠岸，被人称为“鬼门关”，无人敢去。渔霸左思右想，终于想起了一个叫阿明的青年。阿明自幼丧父，从小在风浪中长大的，练就了一身好水性，人称“小蛟龙”。

当时阿明的母亲也卧病在床，阿明不肯弃母而去。渔霸逼阿明，如果不去就不许他们再打鱼，饿死他们母子。阿明无奈，转念一想，也可以为母亲采药就答应了。

第二天阿明就驾船出海了，凭着高超的水性和勇敢的精神，闯过“鬼门关”，登上了无名岛。上岸后，他找到了开着紫花，根也是紫色的药草，迅速连根挖出来，弄了一大捆藏在船舱里。临走时，阿明拔了些野草用来应付渔霸。

船靠岸，渔霸就派人把他采来的“野草”抢走了，立即叫人给老婆煎服。谁知他老婆吃了药后，病情反而加重，没过几天就命归黄泉了。而阿明的母亲吃了药后病很快就痊愈了。阿明知道渔霸不会善罢甘休，就把剩下的药草分给同村的渔民们，自己和母亲远走他乡。人们都敬佩阿明不畏艰险、不畏强暴，采药救济母亲的高尚情操，就给这种药取名“丹心”。后来在流传过程中，慢慢谐音为“丹参”了。

对症下药

病症	配方	功效
月经不调，胎动不安，产后恶露不净，冷热劳，腰脊痛，骨节烦疼	丹参散：取丹参洗净切片，晒干研细。每次用温酒送服二钱	祛瘀生新，通行血脉
胎漏下血	用丹参十二两、酒五升，煮取三升。每次温服一升，一日三次。也可以用水煎服	安胎
寒疝腹痛，小腹和阴部牵引痛，自汗	用丹参一两研末，每次热酒送服二钱	活血祛瘀止痛
小儿惊痫发热	丹参摩膏：丹参、雷丸各半两，猪油二两，同煎沸，滤去渣，取汁收存。用时，摩小儿身体表面，每日三次	凉血除烦安神

干漆

▶上品 植物篇

产地分布：全国除黑龙江、吉林、内蒙古、新疆以外，各地均有分布。

成熟周期：漆树花期5—6月，果期7—10月。

形态特征：干漆为漆树的树脂经加工后的干燥品，呈不规则块状，黑褐色或棕褐色，表面粗糙，有蜂窝状细小孔洞或呈颗粒状。质坚硬，不易折断，断面不平坦。

功　　效：破瘀，消积，杀虫。治妇女经闭，癥瘕，瘀血，虫积。

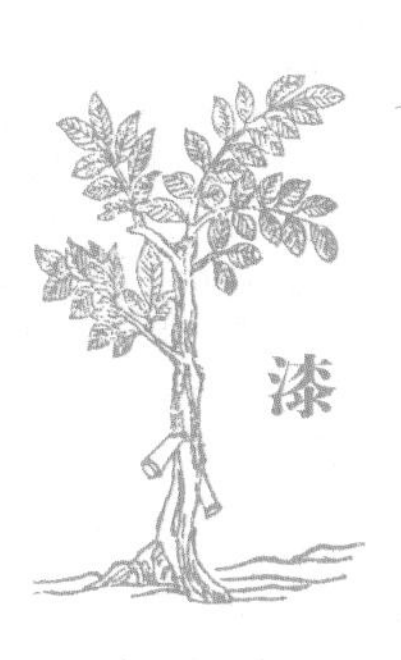

【原文】

干漆，味辛，温。主绝伤，补中，续筋骨，填髓脑，安五脏，五缓六急，风寒湿痹。生漆，去长虫，久服轻身耐老。生川谷。

【译文】

干漆，味辛，性温。主治筋骨损伤，具有补益内脏、续接筋骨的作用，能使髓脑充益、五脏充实，治疗筋、骨、血、精、气、肉六极

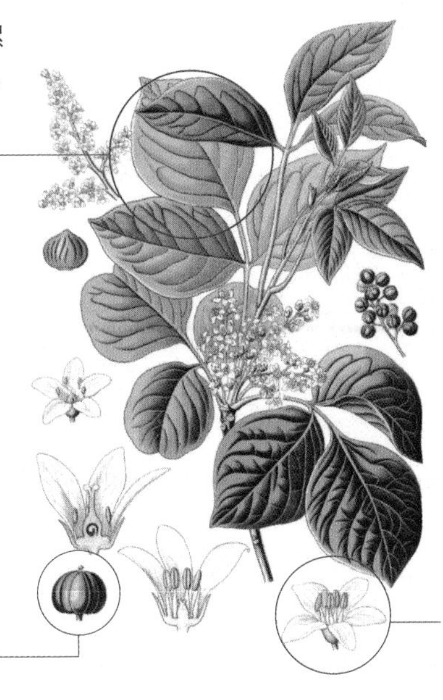

之病，及风寒湿邪之痹证。生漆，能够祛除蛔虫。长期服用可以使身体轻巧、延缓衰老。产于山川河谷地带。

【集解】

保升说：漆树高二三丈，皮白，叶似椿，花似槐，子似牛李子，木心黄。六七月刻取滋汁。金州者为上。漆性急，取时需荏油解破，故淳者难得。

苏颂说：今蜀、汉、金、峡、襄、歙州都有。以竹筒钉入木中，取汁。

李时珍说：漆树人多栽种，春分前移栽易成，有利。树身如柿，叶似椿。六月取汁漆物，黄泽如金，即《唐书》所谓黄漆。入药当用黑漆。

陶弘景说：生漆毒烈，人以鸡蛋和服去虫，但自啮肠胃。

大明说：毒发，饮铁浆并黄栌汁、甘豆汤，吃蟹，可解。

［主治］绝伤，补中，安五脏、续筋骨，填髓脑，五缓六急，风寒湿痹。生漆：去长虫。久服，轻身延年。干漆：疗咳嗽，消瘀血痞结腰痛，女子癥瘕，利小肠，除蛔虫。杀三虫，主女人经脉不通。治传尸劳，除风。消年深坚结之积滞，破日久凝结之瘀血。

对症下药

病症	配方	功效
小儿虫病	用干漆（捣碎，烧烟烬）、白芜荑，等分研末，每服二分至一钱，米汤送服	利小肠，杀虫
妇女血气痛	用湿漆一两，熬一顿饭时间，加干漆末一两，调成如梧桐子大的丸子。每服三四丸，温酒送服。怕漆人不可服	消瘀血痞结腰痛
妇女经闭或腹内癥瘕	用干漆一两（打碎，炒烟烬）、牛膝末一两、生地黄汁一升，共在慢火上熬浓，做成如梧桐子大的丸子。每服一丸，渐增至三五丸，酒或汤送服	消癥瘕、通经脉
五劳七伤	用干漆、柏子仁、山茱萸、酸枣仁，等分研末，加蜜做成如梧桐子大的丸子。每服二七丸，温酒送服。一天服二次	绝伤，补中，安五脏

上品

动物篇

DONGWUPIAN

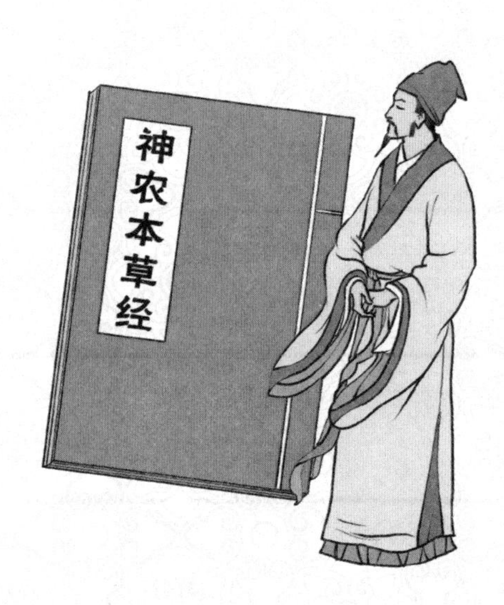

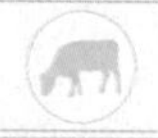

麝香 ▶上品 动物篇

【原文】

麝香，味辛，温。主辟恶气，杀鬼精物，温疟，蛊毒，痫痓，去三虫。久服除邪，不梦寤魇寐。生川谷。

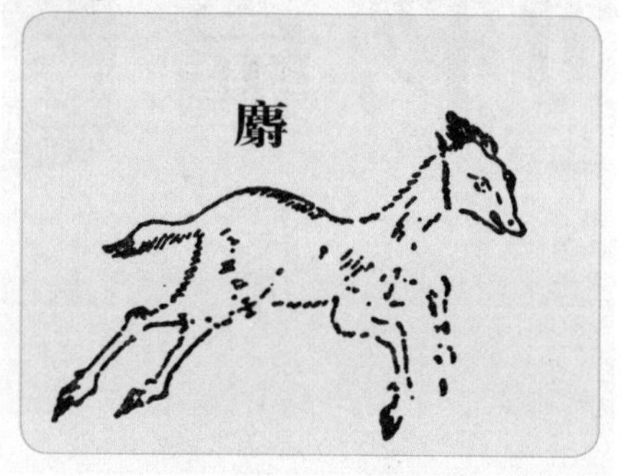

【译文】

麝香，味辛，性温。主要功效是避除不正的恶气，杀灭鬼精，能治疗受暑热突发的疟疾、蛊毒、痓证，并能去除蛔、赤、蛲三虫。长期服用可以除邪安神，使精神正常，睡眠安稳。产于山川河谷地带。

【集解】

陶弘景说：麝的外形像獐但比獐小，为黑色。常吃柏树叶，也吃蛇。麝香长在阴茎前的皮下，并有膜袋裹着。五月时获得香，往往可以在麝香中看到蛇皮和骨。现在的人用蛇蜕皮裹麝香，说是会更香，这是两物相使的原因。麝在夏天捕食很多的蛇、虫，到寒冬时，则香已填满，入春后麝脐内急痛，便自己用爪子剔出香，还拉屎尿将香覆盖住。麝常在一个固定的地方剔香。曾有人遇到麝藏香之处，得香一斗五升，这样的香绝对超过杀取的香的数量。

苏颂说：现在陕西、益州、利州、河东等处的山中都有麝出没，而秦州、文州各少数民族地方尤其多。蕲州、光州有时也有，但香特别的小，一子才只有弹丸般大，不过往往是真的，因那儿的人不大会作假。麝香分三等：最好的是生香，名遗香，是麝自己剔出来的香，极难获得，价同明珠。这种香聚合处，远近的草木都不生长，或者变为焦黄。如

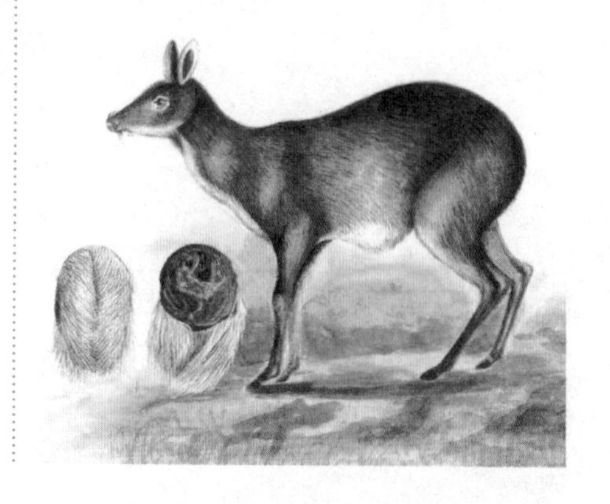

有人带香走过园林，则园中的瓜果都不结果实。第二等是脐香，捕杀麝而获得的。第三等是心结香，这是麝遇到大兽追逐，惊恐失心，狂跑跌死。有人获得，剖开心看到血流出，滴在脾上，成干血块的就是，不堪入药用。

唐慎微说：《谈苑》载，商汝山中有很多麝，遗粪常在一个固定的地方，人以此而获得。麝天生对自己的脐很爱护，如果人追赶它过急，它即跳岩，并举爪剔裂其香，死后仍拱起四足保护脐。所以李商隐有诗说："投岩麝退香。"许浑诗说："寻麝采生香。"

李时珍说：麝居住在山中，獐居住在沼泽之地，可以此来分辨它们。西北产的麝香结实，东南产的叫土麝，也可以用，只是药力次之。中南有灵猫囊，其香气如麝，人们常将它们混淆。

[**性味**] 味辛，性温，无毒。

李鹏飞说：麝香不可接近鼻子，否则有白虫入脑，会得癞病。将麝香长期带在身上，香会穿透关节，让人生怪病。

[**主治**] 疗各种凶邪鬼气，中恶，心腹暴痛，胀急痞满，风毒，能去面黑斑、目生翳膜，治妇人难产，可堕胎。(《日华诸家本草》)

疗鼻窒，闻不到香臭。(王好古)

通诸窍，开经络，透肌骨，解酒毒，消瓜果食积，治中风、中气、中恶，痰厥，积聚癥瘕。(李时珍)

百草堂

传说很早以前，在深山里居住着一对以打猎为生的唐姓父子。一天，父子俩在深山打猎，儿子为追捕一只野鸡，不慎掉下山洞。

山洞中儿子虽倒在洞里动弹不得，却闻到缕缕奇香。这奇特的香气，沁人心脾，闻了之后伤痛好像逐渐消散。

唐老汉找到儿子后，就按儿子的意思去寻找香味来源。之后在泥土中发现一个鸡蛋大小、长着细毛的香囊。儿子每天闻香囊，不久伤便不治而愈。后来，每遇到穷人跌打损伤，唐老汉就用香囊为其治疗。

此事被县太爷得知，便派衙役将香囊抢去，送给自己的老婆。老婆将香囊随身携带，哪知已怀孕3个月的胎儿竟然流产了。

唐老汉失去香囊后，上山打猎时便加倍留意。终于，他发现雄性麝的腹部有一装着分泌物的囊袋，这个囊袋和原来的香囊一样，于是就被称为"麝香"了。

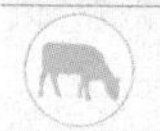

牡蛎 ▸上品 动物篇

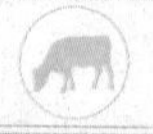

【原文】

牡蛎，味咸，平。主伤寒寒热，温疟洒洒，惊恚怒气，除拘缓，鼠瘘，女子带下赤白。久服强骨节，杀邪鬼，延年。一名蛎蛤。生池泽。

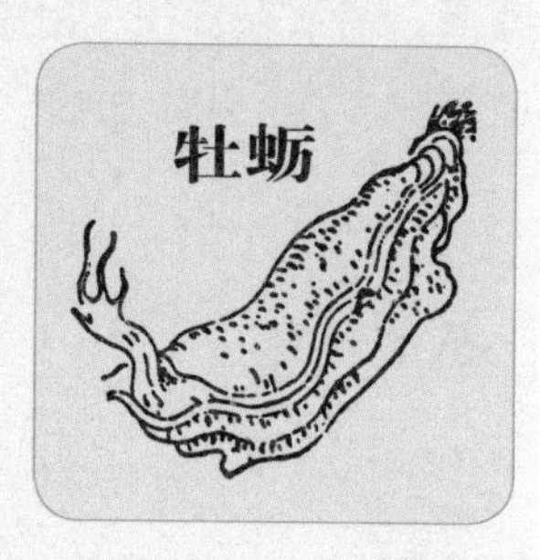

【译文】

牡蛎，味咸，性平。主治因感伤寒引起的恶寒发热，以及温疟之后体弱畏风，容易惊悸发怒，能驱除拘急弛缓，鼠瘘，女子的赤白带下。长期服用能够使筋骨强壮，镇静除邪，使人益寿延年。又叫作蛎蛤。产于湖泊和大海中。

【集解】

苏颂说：现在海边都有牡蛎，尤其以东海、南海为多。牡蛎都附石而生，像房子一样相连，称为蛎房。晋安人叫它蚝莆。刚生长时只有拳头大小，逐渐向四面生长，可长到一两丈长，漫布于岩石之上，像山一样，俗称蠔山。每一房内有肉一块，大房如马蹄，小房像人的手指头。涨潮的时候，每个房门都打开，若有小虫进入，则合上房门，以充饥。渔民得到它后，凿开蛎房，用烈火烧，挑出房中的肉食用，味适鲜美且益人，是很珍贵的海味。

李时珍说：南海人用蛎房砌墙，用煅烧的灰粉刷墙壁，吃牡蛎肉。他们叫牡蛎肉为蛎黄。

［性味］味咸，性平、微寒，无毒。

徐之才说：与贝母相使。与甘草、牛膝、远志、蛇床子配用为好。恶麻黄、辛夷、吴茱萸。

［主治］除留滞于骨节、荣卫之间的热邪，疗虚热、心中烦满疼痛气结。能止汗止渴，除瘀血，治泄精，涩大小肠，止大小便频繁。还能治喉痹、咳嗽、胸胁下痞热。(《名医别录》)

将其做成粉擦身，止大人、小孩盗汗。与麻黄根、蛇床子、干姜制成粉，可治阴虚盗汗。(陈藏器)

治男子虚劳，能补肾安神、去烦热，疗小儿惊痫。(李珣)

去胁下坚满，瘰疬，一切疮肿。（王好古）

能化痰软坚，清热除湿，止心脾气痛，下痢，白浊，治疝瘕积块，瘿疾。（李时珍）

牡蛎肉

［**性味**］味甘，性温，无毒。

［**主治**］煮食，治虚损，调中，解丹毒，疗妇人血气。用姜、醋拌来生吃，治丹毒，酒后烦热，能止渴。（陈藏器）

炙食味道很好，还可以美容。（苏颂）

百草堂

牡蛎，俗称蚝，别名蛎黄、蚝白、海蛎子。鲜牡蛎肉青白色，质地柔软细嫩。欧洲人称牡蛎是“海洋的玛娜”（即上帝赐予的珍贵之物），“海洋的牛奶”，古罗马人把它誉为“海上美味——圣鱼”，日本人则称其为“根之源”，它是唯一能够生吃的贝类。

宋人苏颂《本草图经》中曾描述“（牡蛎）今海旁皆有之，而南海闽中及通泰间尤多。初生海边才如拳石，四面见长有一二丈者，崭岩如山，每一房内有蚝肉一块，肉之大小随房所生，大房如马蹄，小者如人指面，每潮来则诸房皆开，有小虫入，则合之以充饥。海人取之，皆凿房以烈火逼开之，挑取其肉”。

李时珍在《本草纲目》中也说牡蛎“肉治虚损，解酒后烦热……滑皮肤，牡蛎壳化痰软坚，清热除湿，止心脾气痛，痢下赤白浊，消疝积块”。它性微寒，同时兼具制酸作用，所以对胃酸过多或患有胃溃疡的人更有益处。

牡蛎中钙使皮肤滑润、铜使肤色好看，看起来特别有血色；钾可治疗皮肤干燥及粉刺；维生素也可以使皮肤光润，同时可以调节油脂的分泌。

对症下药

病症	配方	功效
梦泄	牡蛎同龙骨、桂枝、白芍、甘草、姜、枣	收敛固涩
瘰疬痰核	元参（蒸）、牡蛎（醋研）、贝母（去心蒸）各四两，共为末，炼蜜为丸。每取三钱，开水下，日二服	软坚散结
虚劳盗汗	牡蛎粉、麻黄根、黄芪等分，同研末。每次取二钱，加水一盏，煎成七分，温服，一日一次	敛阴止汗，益气固表

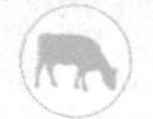

龙骨 ▶上品 动物篇

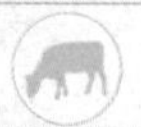

【原文】

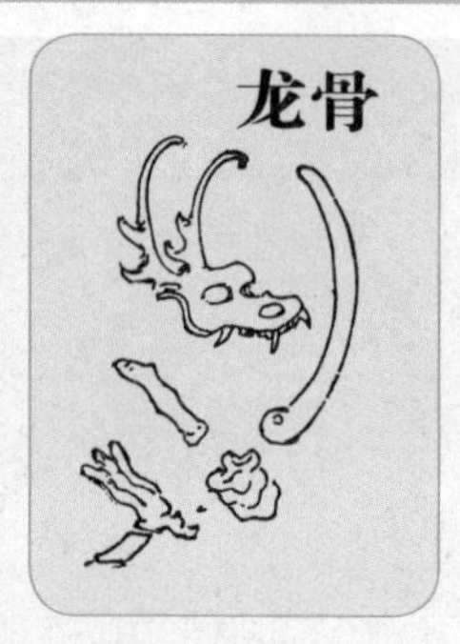

龙骨，味甘，平。主心腹鬼疰，精物老魅，咳逆，泄痢脓血，女子漏下，癥瘕坚结，小儿热气惊痫，龙齿，主小儿、大人惊痫，癫疾狂走，心下结气，不能喘息，诸痉，杀精物。久服轻身，通神明，延年。生山谷。

【译文】

龙骨，味甘，性平。主治心腹慢性传染病，有谵语妄见等神志异常现象，咳嗽气喘、下痢脓血便，女子阴道出血及腹部肿块，小儿发热惊痫。龙齿，主治小孩、大人的惊痫以及疯狂奔走，胃脘部有邪气结聚，喘息困难；还治疗各种痉症，杀灭各种不明由来的疾病。长期服用能使人身体轻巧，神清气爽，延年益寿。产于山中的深谷处。

百草堂

中药龙骨其实是古代动物的骨骼化石。龙骨的主要作用是镇惊，敛汗涩精，固肠止泻。东汉时期医家张仲景则创制了桂枝龙骨牡蛎汤(由桂枝、龙骨、牡蛎、芍药、生姜、大枣、甘草组成)，用以治疗心悸、神昏等神经衰弱的症状。

龙骨中还蕴涵着一个重大的发现。清代光绪年间，一个叫王懿荣的官员患了疟疾，按医生的处方从药店中抓来了龙骨等药物。当查验药物时，他发现在这些龙骨上有刀痕，仔细一看，是一些像文字的符号，与殷商青铜器上的铭文竟然十分相似。原来这些甲骨是商代占卜所用的骨片，上面的文

对症下药

病症	配方	功效
大人癫症、小儿惊痫	龙骨同牛黄、犀角、钩藤、丹砂、生地、茯神、琥珀、金箔、天竺黄、竹沥	镇惊
梦遗	龙骨同牡蛎、白芍、甘草、桂枝、生姜、大枣	敛汗涩精

字即是甲骨文。于是，这些刻字的甲骨也身价倍增，成了研究历史的重要线索。

龟甲 ▸上品 动物篇

【原文】

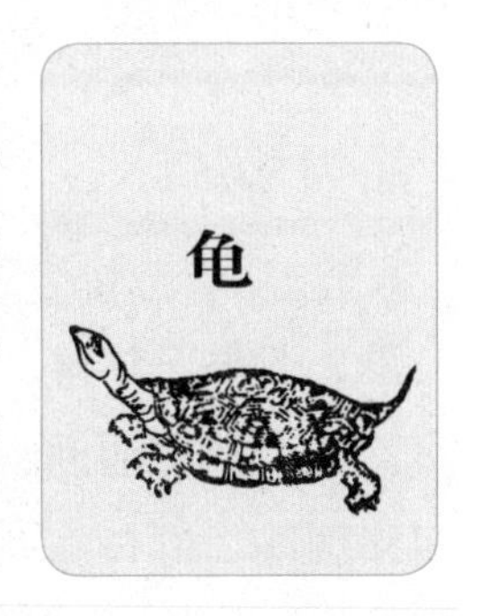

龟甲，味咸，平。主漏下赤白，破癥瘕，痎疟，五痔，阴蚀，湿痹，四肢重弱，小儿囟不合。久服轻身，不饥。一名神屋。生池泽。

【译文】

龟甲，味咸，性平。主治女子白带异常而赤白相间妇科病，能消散女子腹中瘀血癥瘕，治疗久疟不愈、各种痔疮、女子阴部瘙痒溃烂、祛除风湿痹痛、四肢沉重无力、小儿囟门不合等症。长期服用能使身轻体巧，不感到饥饿。又叫作神屋。产于湖泊和大海中。

百草堂

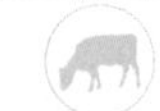

传说，乌龟的背部从前是光滑的，之所以变成今天这个样子，都是乌龟自找的。

原来乌龟和梅花鹿是一对好朋友。一次它们同游东海，正好赶上东海龙王得了头痛病，悬赏能医好的人可享高官厚禄。乌龟看后便丢下梅花鹿去找东海龙王，它声称自己能治龙王的病，而药方就是梅花鹿的脑子。梅花鹿得知乌龟如此陷害自己，十分恼火，为了脱身它便对龙王说自己的脑子放在家里，要乌龟将自己送上岸去取，龙王答应了。上岸后，梅花鹿背起乌龟飞速奔向深山峻岭，跑到山顶后便将乌龟扔下悬崖。乌龟掉下悬崖后虽然没有摔死，可背壳却摔成了一块儿一块儿的。后来梅花鹿还告诉人们，乌龟的腹甲可治疗好多疾病，从此乌龟就再没好日子过了。

传说虽然是假的，但龟甲的确能治病，对漏下赤白、阴蚀、湿痹、四肢重弱有很好的疗效。

○对症下药○

病症	配方	功效
胸中积痰，头痛，不思饮食	矾石一两，加水二升，煮成一升，加蜜半合。频频取饮，不久即大吐积痰。如不吐，喝少许热汤引吐	化痰止痛、消食开胃
牙齿肿痛	用白矾一两，烧成灰，蜂房一两，微炙，制成散剂。每用二钱，水煎含漱，去涎	清热解毒，消肿止痛
漆疮作痒	用白矾煎汤洗搽	消毒止痒

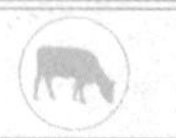

桑螵蛸 ▸上品 动物篇

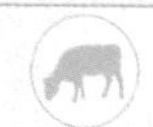

【原文】

桑螵蛸，味咸，平。主伤中，疝瘕，阴痿，益精生子，女子血闭腰痛；通五淋，利小便水道。一名蚀胧。生桑枝上，采蒸之。

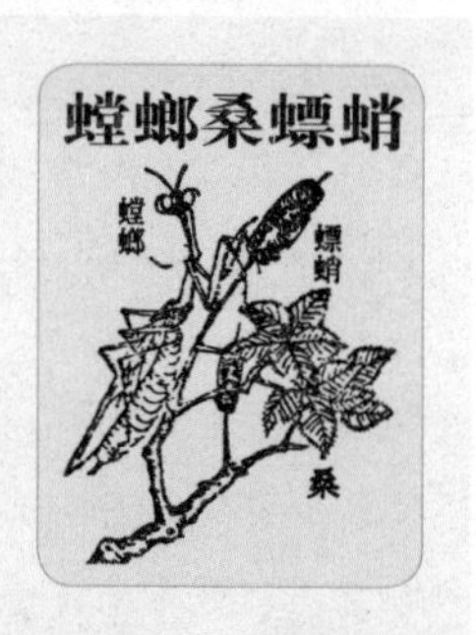

【译文】

桑螵蛸，味咸，性平。主治内脏受损，疝瘕，阴痿；能增强生育能力，治疗女子闭经，腰痛，使气淋、血淋、劳淋、热淋、石淋这五种淋症消除，具有通利小便的功效。又叫作蚀胧。生长在桑枝上，采摘后蒸熟使用。

百草堂

桑螵蛸别名螳螂窠、刀螂子、螳螂蛋、螳螂子、流尿狗、桑蛸、螵蛸虫、老鸹苾脐。为螳螂科昆虫大刀螂、小刀螂或巨斧螳螂干燥卵鞘。以上三种分别习称“团螵蛸”“长螵蛸”及“黑螵蛸”。具有益肾固精、缩尿、止浊的功效，用于遗精滑精、遗尿尿频、小便白浊。

植物篇

ZHIWUPIAN

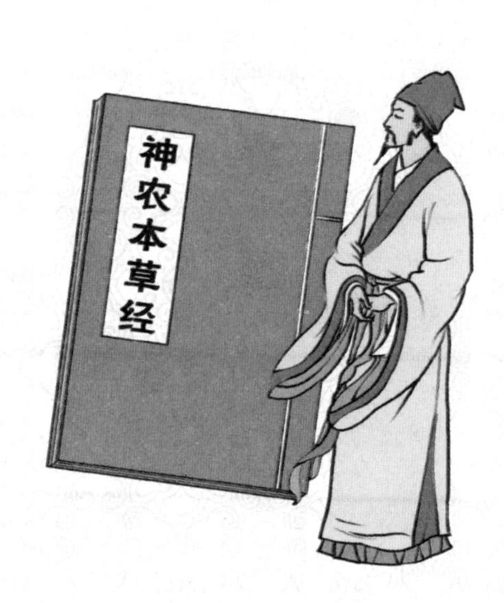

葛根

▸中品 植物篇

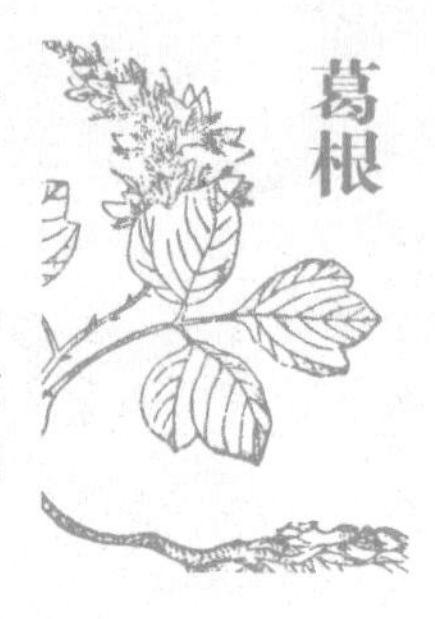

产地分布：分布于辽宁、河北、河南、山东、安徽、江苏、浙江、福建等地。

成熟周期：花期7—8月，果期8—10月。

形态特征：块根圆柱状，肥厚，外皮灰黄色，内部粉质，富纤维。藤茎基部粗壮，上部分枝，长数米，植株全被黄褐色粗毛。叶互生，具长柄，三出复叶有毛，顶生叶片菱状卵圆形，先端渐尖，边缘有时浅裂。

功　　效：解肌发表出汗，开腠理，疗金疮，止胁风痛。

【原文】

葛根，味甘，平。主消渴，身大热，呕吐，诸痹，起阴气，解诸毒。葛谷，主下痢十岁已上。一名鸡齐根。生川谷。

【译文】

葛根，味甘，性平。主治消渴症，身体的严重发热，恶心呕吐，以及各种痹证，能使气、津液旺盛，解除各种毒素。葛的种子，主治长期下痢达10年以上者。又叫作鸡齐根。产于山川河谷地带。

【集解】

疗伤寒中风头痛，解肌发表出汗，开腠理，疗金疮，止胁风痛。（《名医别录》）

治天行上气呕逆，开胃下食，解酒毒。（甄权）

治胸膈烦热发狂，止血痢，通小肠，排脓破血。还可外敷治蛇虫咬伤，毒箭伤。（《日华诸家本草》）

杀野葛、巴豆等百药毒。（徐之才）

生的：堕胎。蒸食：消酒毒。作粉吃更妙。（陈藏器）

作粉：止渴，利大小便，解酒，去烦热，压丹石，外敷治小儿热疮。捣汁饮，治小儿热痞。（《开宝本草》）

散郁火。（李时珍）

［**发明**］陶弘景说：生葛捣汁饮，解温病发热。

朱震亨说：凡癍痘已见红点，不可用葛根升麻汤，恐表虚反增斑烂。

对症下药

病症	配方	功效
时气头痛，壮热	生葛根洗净，捣汁一大盏，加豉一合，煎成六分，去滓分次服，汗出即愈	解肌退热
酒醉不醒	取生葛根汁二升，服下	解酒毒

百草堂

葛根入药，常用于清热之配伍药。

如果解肌退热，用于风热感冒，配以桑叶、菊花等，也可配麻黄、桂枝，用于风寒感冒有项颈强硬者。若止泻，可用于治疗热性的腹泻、痢疾，则配黄芩、黄连同用。葛根如煨用，可治脾虚泄泻。

葛根也可用于做菜，粤菜中就有葛根清肺汤，此汤具有清肺热、肠热，治疗肺炎、痧疹、百日咳的功效。

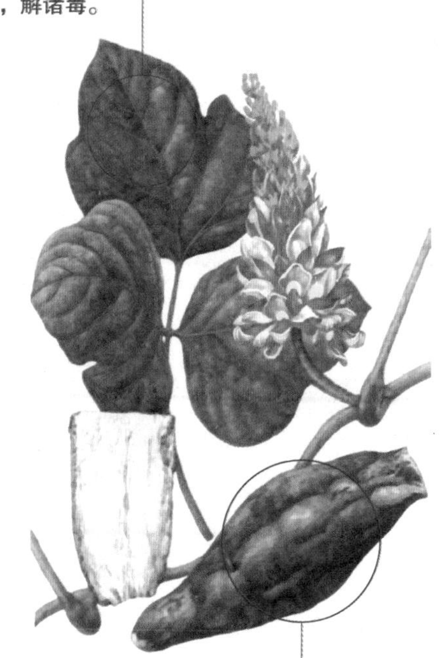

叶［性味］味辛，性平，无毒。
［主治］主诸痹，起阴风，解诸毒。

根［性味］味甘、辛，性平，无毒。
［主治］主消渴，呕吐。

栝楼根

▶中品 植物篇

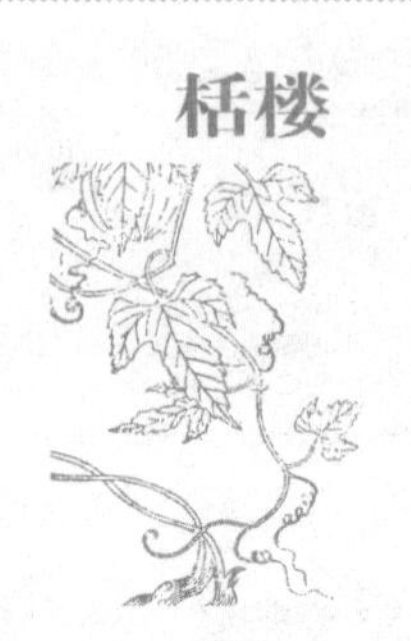

产地分布：分布于我国北部至长江流域各地。

成熟周期：花期 7—8 月，果熟期 9—10 月。

形态特征：块根肥大，圆柱形。茎多分枝，卷须细长。雌雄异株，花白色，雄花成总状花序；雌花单生于叶腋，果实近球形，成熟时金黄色。种子多数，扁长椭圆形。

功　　效：消渴身热，烦满大汗，补虚安中。

【原文】

栝楼根，味苦，寒。主消渴，身热，烦满大热，补虚安中，续绝伤。一名地楼，生川谷及山阴地。

【译文】

栝楼根，味苦，性寒。主治消渴证，身体发热，胸中烦满。具有补养虚损、安和内脏的作用。能接续筋骨折断伤。又叫作地楼。产于河谷地带或山阴之地。

【集解】

苏颂说：栝楼各地都有。三四月生苗，引藤蔓。叶像甜瓜叶而窄，作杈，有细毛。七月开花，像葫芦花，为浅黄色。结的实在花下，大小如拳，生时为青色，至九月成熟后为赤黄色。其形有的正圆，有的锐而长，功用都相同。根也叫白药，皮黄肉白。

李时珍说：栝楼根直下生，年久者长数尺。秋后挖的结实有粉，夏天挖的有筋无粉，不能用。它的果实圆长，青的时候像瓜，黄时如熟柿，山上人家小儿常食。果实内有扁子，大小如丝瓜子，壳色褐，仁色绿，多脂，有青气。炒干捣烂，水熬取油，可点灯。

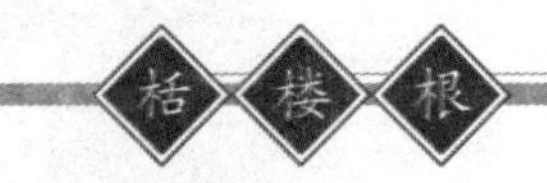

［修治］周定王说：秋冬采根，去皮切成寸许大，用水浸，逐日换水，四五天后取出。捣成泥状，用绢袋滤汁澄粉，晒干用。

李时珍说：味甘、微苦、酸，性微寒。

徐之才说：与枸杞相使，恶干姜，畏牛膝、干漆，反乌头。

对症下药

病症	配方	功效
小儿热病，壮热烦渴	用乳汁调服栝楼根末半钱	清热生津止渴
天泡湿疮	天花粉、滑石等分，研为末，用水调匀外搽	泻火解毒消肿

［主治］除肠胃中痼热，八疸身面黄，唇干口燥短气，止小便利，通月经。(《名医别录》)

治热狂时疾，通小肠，消肿毒，乳痈发背，痔瘘疮疖，排脓生肌长肉，跌打损伤瘀血。(《日华诸家本草》)

［发明］李时珍说：栝楼根味甘微苦酸。其茎叶味酸。酸能生津，所以能止渴润枯。微苦降火，甘不伤胃。前人只说它苦寒，似乎没有深究。

百草堂

栝楼根就是现在人们所说的天花粉，栝楼皮清肺化痰，宽中利气；天花粉清热化痰，养胃生津，解毒消肿。二药伍用，药效倍增，荡热涤痰、生津润燥、开胸散结、润肺止咳甚效。

栝楼根的鲜品提取物用于中期妊娠引产、宫外孕、恶性葡萄胎、绒毛膜上皮癌。

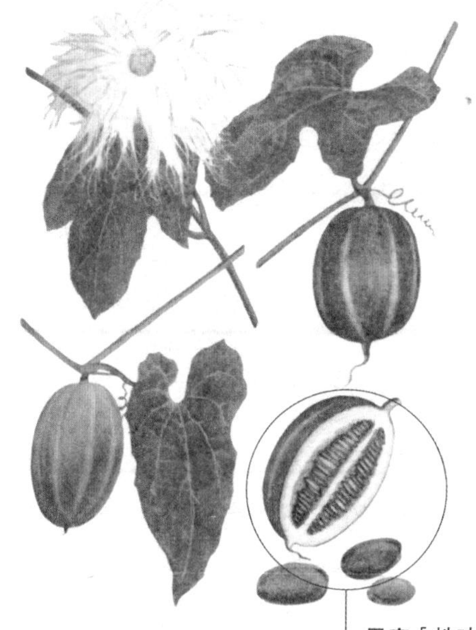

果实［性味］味苦，性寒，无毒。
［主治］治胸痹，能使人皮肤悦泽。

当归

▶中品 植物篇

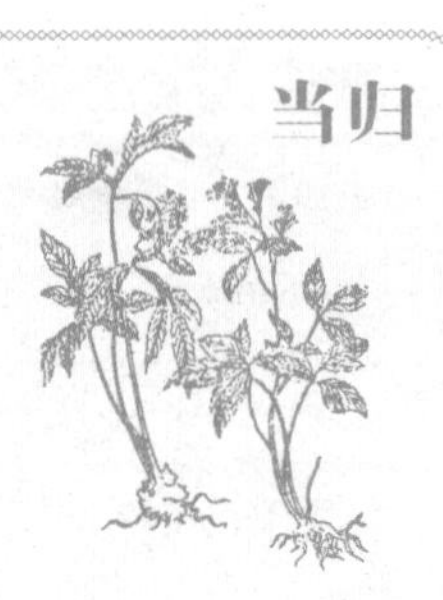

产地分布：主产甘肃、云南、四川。

成熟周期：花果期 7—9 月。

形态特征：茎带紫色。基生叶及茎下部叶卵形，密生细柔毛。双悬果椭圆形，侧棱有翅。

功　　效：泻肺降气，下痰止嗽。

【原文】

当归，味甘，温。主咳逆上气，温疟寒热洗洗在皮肤中，妇人漏下绝子，诸恶疮疡、金疮。煮饮之。一名乾归。生川谷。

【译文】

当归，味甘，性温。主治咳嗽气逆，温疟引起的发冷发热、皮肤内凉痛，妇女非经期阴道出血、不孕症，长期不愈的恶疮、金属创伤。煎煮服用。又叫作乾归。产于山川河谷地带。

【集解】

《名医别录》载：当归生长在陕西的川谷中，二月、八月采根阴干用。

苏颂说：现在川蜀、陕西各郡及江宁府、滁州都产当归，以川蜀出产的最佳。当归春天生苗，绿叶有三瓣。七八月份开浅紫色花，花像莳萝，根呈黑黄色，以肉厚而不干枯的为好。

李时珍说：当归以秦州陇西产的头圆尾多，色紫气香肥润的，质量最佳，名马尾归。头大尾粗色白坚枯的，是镵头归，只适合入发散药中使用。韩悉说四川产的当归力刚而善攻，秦州产的当归力柔而善补，正是如此。

［修治］张元素说：当归头止血，归尾破血，归身和血，全用则一破一止。先用水将当归洗净。治上用酒浸，治外用酒洗过，用火焙干或晒干，入药。

李时珍说：治上部疾患宜用当归头；疗中部疾患宜用当归身；治下部病证主选当归尾；通治一身疾

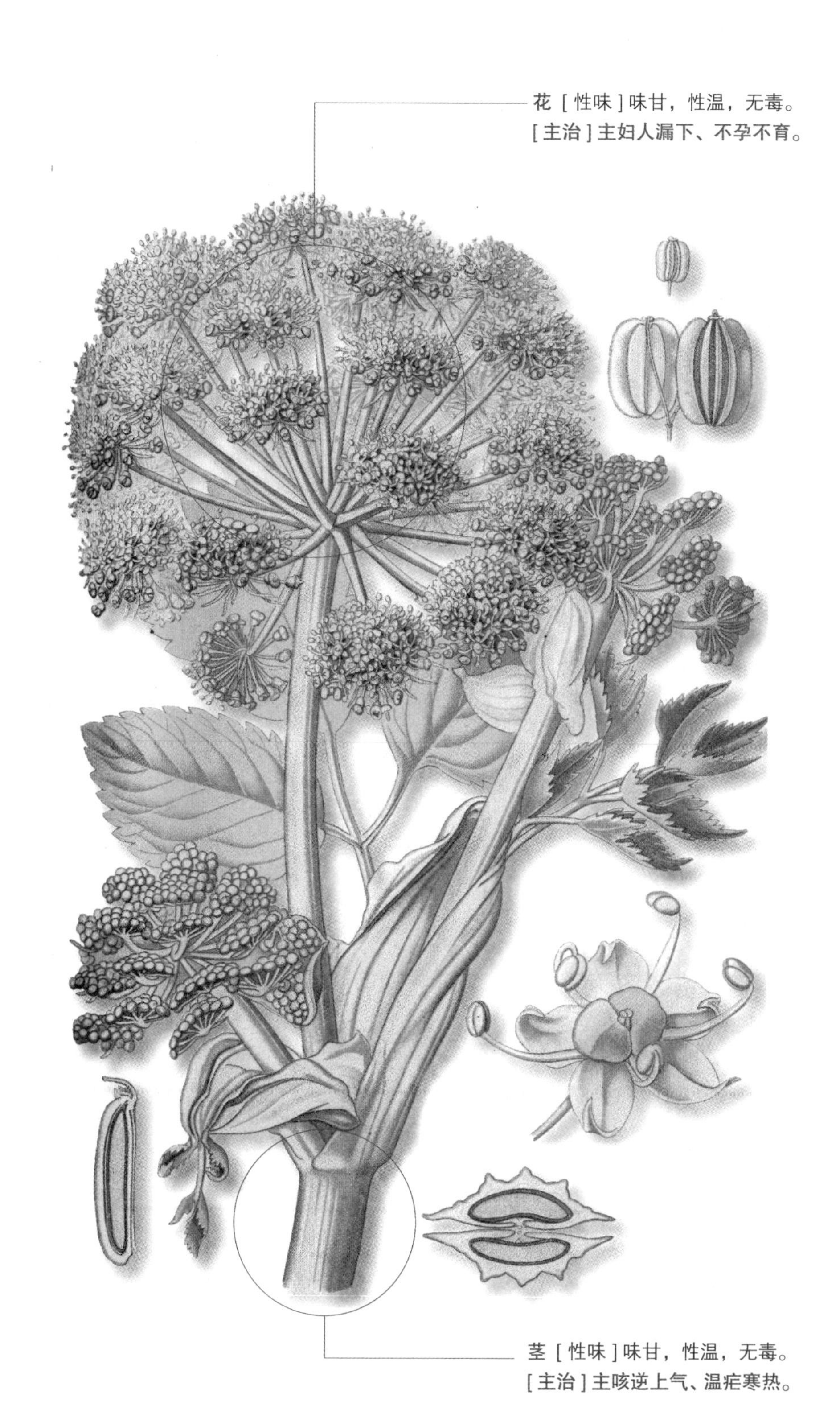
花 [性味] 味甘，性温，无毒。
[主治] 主妇人漏下、不孕不育。
茎 [性味] 味甘，性温，无毒。
[主治] 主咳逆上气、温疟寒热。

病就用全当归。当归晒干趁热用纸封好，密闭收藏在瓮中，可防虫蛀。

徐之才说：当归恶蔺茹、湿面，畏菖蒲、海藻、牡蒙、生姜，制雄黄。

［**主治**］《名医别录》谓：能温中止痛，除客血内寒，中风汗不出，湿痹中恶，客气虚冷，还可补五脏，生肌肉。(《名医别录》)

能止呕逆，治虚劳寒热，下痢，腹痛，齿痛，女人沥血腰痛及崩漏，可补各种虚损。(甄权)

治一切风寒，补一切血虚、劳损。能破恶血，生新血，还可治癥癖，肠胃冷。(《日华诸家本草》)

治头痛，心腹诸痛，能润肠胃筋骨皮肤，还可治痈疽，排脓止痛，和血补血。(李时珍)

主痿弱无力、嗜卧，足下热而痛。治冲脉为病，气逆里急。疗带脉为病，腹痛，腰部冷痛。(王好古)

［**发明**］陈承说：世人多认为当归只治血病，而《金匮要略》《外台秘要》《千金方》中都以当归为大补虚损的药物。古方中用当归治产后恶露不尽、气血逆乱者疗效显著，为产后必备用药。

成无己说：脉为血之府，诸血都属心。凡通血脉的药物，必定先补益心血。所以张仲景治疗手足厥冷、脉细欲绝之证，用当归之苦温以助心血。

张元素说：当归作用有三：一为心经本药，二能和血，三治各种疾病夜晚加重的。凡是血分有病，必须用。血壅不流则痛，当归之甘温能和血，辛温能散内寒，苦温能助心散寒，使气血各有所归。

百草堂

相传有个新婚青年要上山采药，对妻子说三年回来，谁知一去，一年无信，二年无音，三年仍不见回来。媳妇因思念丈夫而忧郁悲伤，得了气血亏损的妇女病，后来只好改嫁。谁知后来她的丈夫又回来了。她对丈夫哭诉道：“三年当归你不归，片纸只字也不回，如今我已错嫁人，心如刀剜恨又悔！”丈夫也懊悔自己没有按时回来，遂把采集的草药根拿去给前妻治病，竟然治好了她的妇女病。

从此人们才知道这种草药根，具有补血、活血、调经、止痛的功效，是一种妇科良药。为汲取“当归不归，娇妻改嫁”的悲剧教训，便把它叫“当归”。

对症下药

病症	配方	功效
肠燥便秘	当归三钱，牛膝二钱，肉苁蓉（酒洗）二钱，升麻五分，水一盅半，煎七分，食前服	补血润肠通便
血虚发热	当归补血汤：当归身二钱（酒洗），绵黄芪一两（蜜炙），加水二盏，煎至一盏，作一次空腹温服，一日两次	补气生血
经水不调	调经丸：同白芍、川芎等分，香附加三倍丸	调经止痛

芍药

▶中品 植物篇

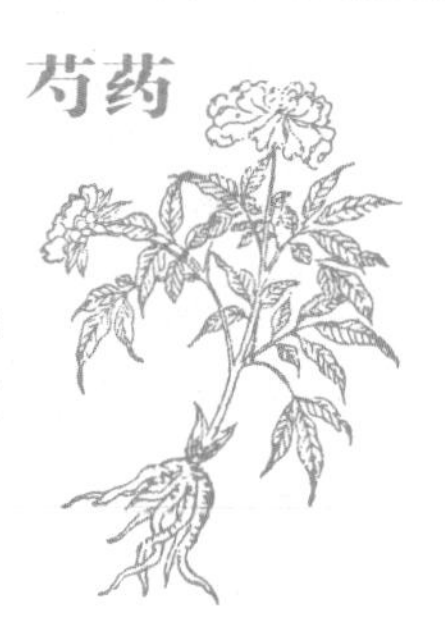

产地分布：四川、贵州、湖南、江西、浙江、安徽、东北。

成熟周期：2月、8月采根。

形态特征：具纺锤形的块根，初出叶红色，茎基部常有鳞片状变形叶，中部复叶二回三出，小叶矩形或披针形，枝梢的渐小或成单叶。花瓣白、粉、红、紫或红色。

功　　效：治时疾骨蒸潮热，妇人经闭，能蚀脓。

【原文】

芍药，味苦，平。主邪气腹痛，除血痹，破坚积，寒热，疝瘕，止痛，利小便，益气。生川谷及丘陵。

【译文】

芍药，味苦，性平。主治邪气郁结引起的腹中疼痛，消除血管痹阻，破除体内肿块积聚，治疗身体的发寒发热，具有止痛，通利小便，补益元气的功效。产于山川河谷地带或土丘陵墓之上。

【集解】

《名医别录》载：芍药生长在中岳川谷及丘陵，二月、八月采根晒干。

马志说：芍药有赤、白两种，其花也有赤、白两种颜色。

李时珍说：古人言洛阳牡丹、扬州芍药甲天下。如今药方中所用的，也绝大多数取扬州所产的芍药。芍药十月生芽，到春天才长，三月开花。其品种多达三十多种,有千叶、单叶、楼子等不同。入药宜用单叶的根,气味全厚。根的颜色与花的赤、白颜色相应。

芍 药 根

王好古说：味酸而苦，气薄味厚，属阴，主降，为手足太阴行经药，入肝脾血分。

徐之才说：恶石斛、芒硝，畏消石、鳖甲、小蓟，反黎芦。

李时珍说：与白术同用，补脾；与川芎同用，泻肝；与人参同用，补气；与当归同用，补血；用酒炒，补阴；与甘草同用，止腹痛；与黄连同用，止泻痢；与防风同用，发痘疹;与生姜、大枣同用，温经散湿。

［主治］主可通利血脉，缓中，散恶血，逐贼血，去水气，利膀胱大小肠，消痈肿，治感受时行病邪之恶寒发热，中恶腹痛腰痛。(《名医别录》)

治脏腑壅滞,能强五脏,补肾气,治时疾骨蒸潮热,妇人经闭,能蚀脓。(甄权)

主女人一切病，胎前产后诸疾,治风补劳,退热除烦益气,惊狂头痛,目赤明目,肠风泻血痔瘘,发背疮疥。(《日华诸家本草》)

能泻肝火，安脾肺，降胃气，止泻利，固腠理，和血脉，收阴气，敛逆气。(张元素)

理中气，治脾虚中满，心下痞，胁下痛，善噫，肺急胀逆喘咳，太阳鼻衄目涩，肝血不足，阳维病的寒热，带脉病的腹痛满，腰冷。(王好古)

止下痢腹痛，里急后重。(李时珍)

［发明］成无己说：白芍补益

花［性味］味苦，性平，无毒。
［主治］可通利血脉，缓中，散恶血，逐贼血。
叶［性味］味苦，性平，无毒。
［主治］主邪气腹痛，除血痹，破坚积。

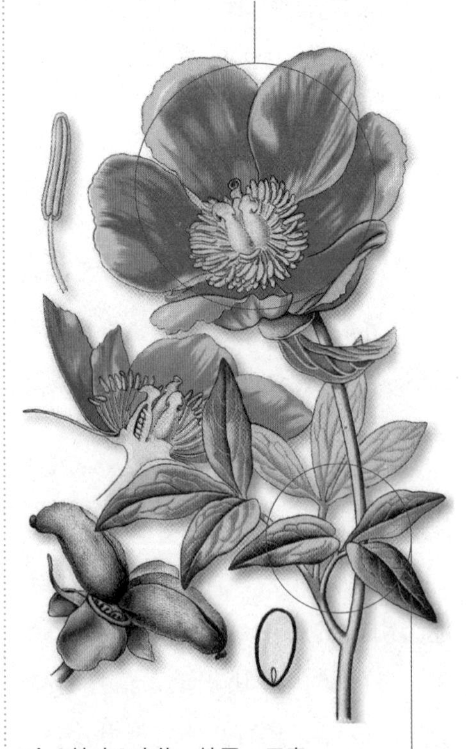

对症下药

病症	配方	功效
产后虚热	芍药同归身、生地、牛膝、炮姜、续断、麦门冬、五味子	通利血脉，缓中，散恶血
脾湿腹痛	芍药同白术、白茯苓、猪苓、陈皮	泻肝火，安脾肺，止痛，益气
月经不停	白芍药、香附子、熟艾叶各一钱半，水煎服	调经止痛

而赤芍泻利，白芍收敛而赤芍发散。酸以收敛，甘以缓和，所以酸甘合用以补阴血，降逆气，润肺燥。又说：芍药味酸，能敛津液而益营血，收阴气而泄邪热。

张元素说：白芍补而赤芍散，能泻肝补脾胃。芍药用酒浸后，止中部腹痛；与姜同用，能温经散湿通塞，利腹中痛，胃气不通。白芍入脾经补中焦，是下利必用的药物。因泻利都属太阴病，所以不可缺少它。芍药得炙甘草相佐，治腹中痛，夏天用时加少量黄芩，如果恶寒则加肉桂，这是仲景神方。芍药的功用有六：一安脾经，二治腹痛，三收胃气，四止泻痢，五和血脉，六固腠理。

朱震亨说：芍药泻脾火，性味酸寒，冬天使用必须用酒炒过。凡是腹痛多是因血脉凝涩所致，也必须用酒炒过后用。然而芍药只能治血虚腹痛，其他的并不治。那是因其酸寒收敛，没有温散的作用。下痢腹痛必须炒过用，后重者不炒。产后不能用芍药，因芍药的酸寒会克制生发之气。

百草堂

相传三国名医华佗的房前屋后种满了花木药草。一次，有人送他一棵芍药，他就把它种在了屋前。华佗尝了这棵芍药的叶、茎、花，觉得没有什么药性，于是就没有用它来治病。

一天深夜，华佗正在灯下看书，突然听到有女子哭声。他抬起头，只见窗外蒙蒙月色中有一美貌女子，似有委屈，在那里啼哭。华佗颇感纳闷，推门走出去，却不见有半个人影，只见那女子站立的地方，长着那棵芍药。华佗心里一动：难道它就是刚才那个女子？他于是对芍药说："你自己全身上下无奇特之处，怎能让你入药？"转身又回屋读书去了。谁知刚刚坐下，又听见那女子的啼哭声，出去看时，还是那棵芍药。一连反复几次，都是如此。

华佗将此事告知妻子，妻子认为是芍药看到园中所植花木皆已入药，只有自己被冷落，而感到委屈了。华佗却说自己已经尝过了它的花、叶、茎，确实不能入药，并没有委屈它。妻子觉得华佗应该将芍药根也去尝一尝，华佗却没有理会。时隔几日，妻子月信来潮，血涌如注，小腹绞痛。她想起了那棵芍药，于是瞒着丈夫，挖起芍药根煎水喝了。不过半日，腹痛渐止，流血也正常了。她把此事告诉了丈夫。华佗才知道他确实委屈了芍药，并感谢妻子让他得知芍药的确是一味止血止痛的良药。

淫羊藿

▶中品 植物篇

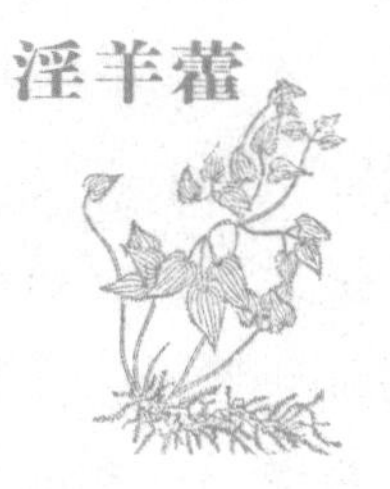

产地分布：主产陕西、泰山、汉中。

成熟周期：4月开花，5月采叶。

形态特征：茎像粟秆，叶青像杏，叶上有刺，根为紫色、有须。

功　　效：治阴痿绝伤，阴茎疼痛。能利小便，益气力，强志。

【原文】

淫羊藿，味辛，寒。主阴痿绝伤，茎中痛，利小便，益气力，强志。一名刚前。生山谷。

【译文】

淫羊藿，味辛，性寒。主治男子阳痿、阴精衰绝，阴茎疼痛，能使小便通利，增益气力，提高记忆力。又叫作刚前。产于山中的深谷处。

【集解】

陶弘景说：服后使人性欲旺盛。西川北部有羊常吃此物，一日交合百遍，因食此草所致，所以叫淫羊藿。

苏恭说：各地都有淫羊藿。它的叶像豆叶而圆薄，茎细且坚硬，俗称仙灵脾。

苏颂说：江东、陕西、泰山、汉中、湖湘间都有淫羊藿。它的茎像粟秆，叶青像杏，叶上有刺，根为紫色、有须。四月开白花，也有开紫色花的。

五月采叶晒干。湖湘生长的，叶像小豆，枝茎紧细，经冬不凋，根像黄连。关中称它为三枝九叶草，苗高一、二尺，根、叶都可用。

李时珍说：此物生于大山中，一根多茎，茎粗像线，高一二尺。一茎上有三个分枝，一个分枝上有三片叶，叶长二三寸，像杏叶和豆藿，表面光滑背面色淡，很薄而有细齿，有小刺。

淫羊藿叶

李时珍说：味甘、香、微辛，性温。

徐之才说：与山药、紫芝相使，用酒炒用，效果更佳。

[主治] 坚筋骨。消瘰疬赤痈，外洗杀虫疗阴部溃烂。男子久服，有子。（《名医别录》）

治男子亡阳不育，女子亡阴不孕，老人昏耄，中年健忘，一切冷风劳气，筋骨挛急，四肢麻木。能

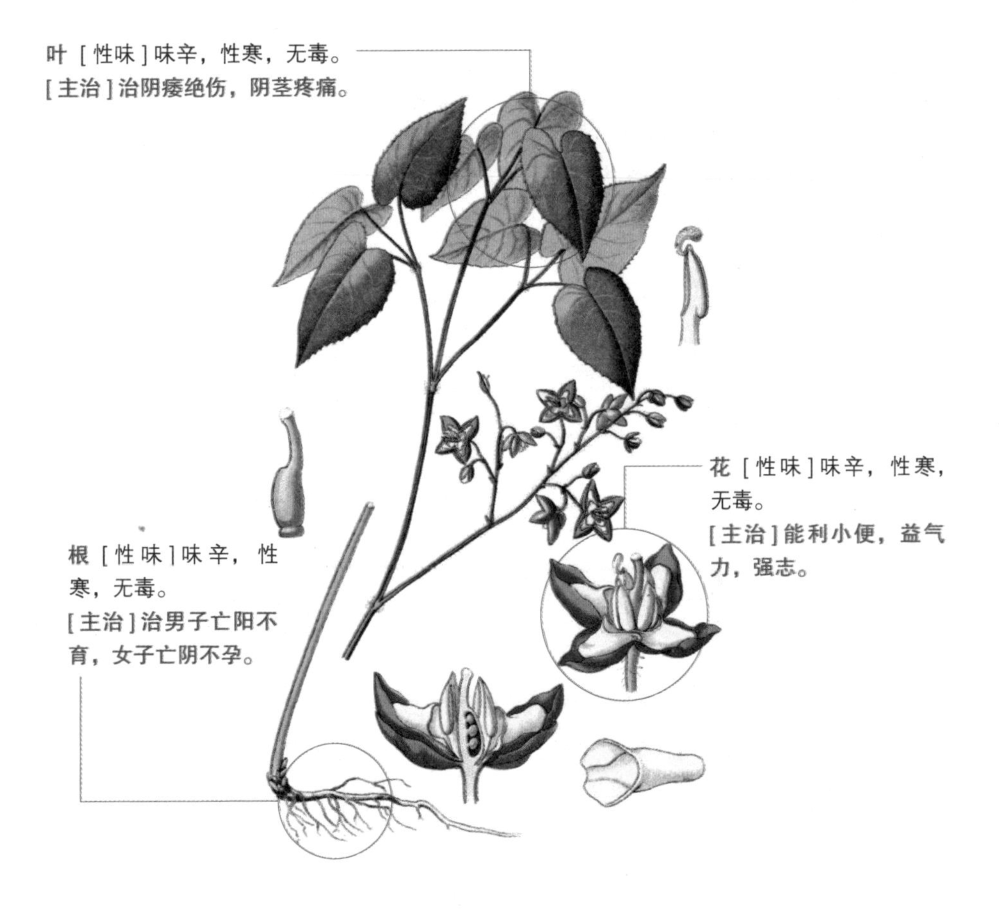

补腰膝，强心力。(《日华诸家本草》)

[发明] 李时珍说：淫羊藿味甘气香，性温不寒，能益精气，为手足阳明、三焦、命门的药物，肾阳不足的人尤适宜。

对症下药

病症	配方	功效
阳痿、腰膝冷、半身不遂	仙灵脾酒：淫羊藿一斤，用酒一斗浸泡，春、夏季泡三天，秋、冬季则泡五天，每天饮用，但不能大醉	补腰膝，强心力，补肾阳，强筋骨
久咳哮喘	用淫羊藿、覆盆子、五味子（炒）各一两，共研为末，加熟蜜调和做成如梧子大的药丸。每次服二十丸，用姜茶送服	补肾壮阳，止咳纳气
目昏生翳	用淫羊藿、生王瓜（红色的小栝楼），等分研为末。每次用茶水送服一钱，一天二次	清肝明目

蠡实

中品 植物篇

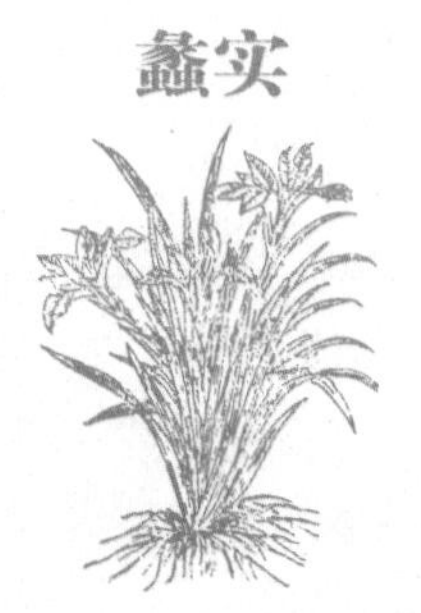

产地分布：原产我国，中亚细亚、朝鲜亦有野生分布。

成熟周期：花期5月，果期9月。

形态特征：鸢尾科多年生宿根草本植物，丛密；根茎粗壮，须根细长而坚韧；叶基生，狭线形，花莛光滑，与叶近等高；花浅蓝色至蓝紫色；蒴果长椭圆状柱形，顶端有短喙。

功　效：清热解毒，散瘀止血，消积。

【原文】

蠡实，味甘，平。主皮肤寒热，胃中热气，风寒湿痹，坚筋骨，令人嗜食。久服轻身。花、叶，去白虫。一名剧草，一名三坚，一名豕首。生川谷。

【译文】

蠡实，味甘，性平。主治皮肤的恶寒发热，胃部有热邪之气，消除风湿痹痛，具有强壮筋骨、增加食欲的功效。长期服用能使身体轻巧。它的花和叶，可以杀灭白虫。

又叫作剧草、三坚、豕首。产于山川河谷地带。

【集解】

《名医别录》载：蠡实生于河东川谷，五月采实，阴干。

苏颂说：今陕西各郡及鼎、澧州也有，靠近汴州最多。它的叶似薤而长厚，三月开紫碧花，五月结果实，如麻大为红色有棱角，根细长，通黄色，人们取来作为刷。

李时珍说：蠡草生于荒野中，就地丛生，一本二三十茎，苗高三四尺，叶中抽茎，开花结实。

［修治］李时珍说：凡入药，炒过后用，治疝则用醋拌炒。

［主治］止心烦，利大小便，令肌肤肥健。(《名医别录》)

治金疮内出血，痈肿。(苏恭)

治疗妇女血气烦闷，产后血运，崩中带下。消一切疮疖，止鼻出血吐血，通小肠，消酒毒，治黄疸，杀蕈毒，敷蛇虫咬伤。(《日华诸家本草》)

治小腹疝痛，腹内冷积，水痢等病。(李时珍)

［主治］治咽喉肿痛，多服会使人泄稀薄的大便。(《名医别录》)

主治痈疽恶疮。(李时珍)

［发明］李时珍说：按叶盛《水东日记》中说：北方田野人患胸腹饱胀者，取马楝花擂后用凉水服下，泄数次后病就好了。据此则多服令人泄的说法有根据，而蠡实是马蔺也就更无疑了。

百草堂

蠡实在古代医书中有荔实、马蔺子、马楝子、马薤、马帚、铁扫帚、剧草、旱蒲、豕首、三坚等多种称谓。

蠡实具有"久服轻身"的功效，《列仙传》中就有"寇先生宋人，好种荔，食其葩实"的记载。

黄芩

▶中品 植物篇

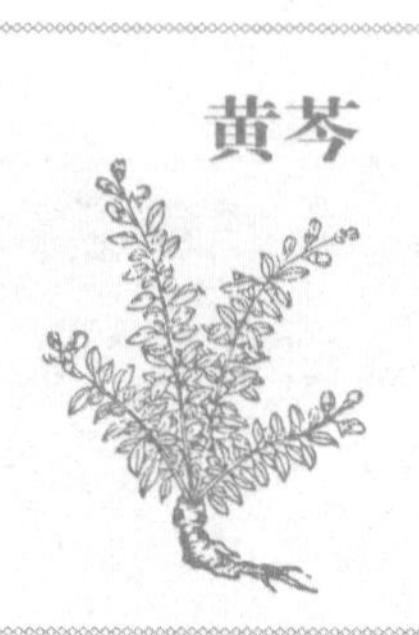

产地分布：主产川蜀、河东、陕西近郡。

成熟周期：花期 7—10 月，果期 8—10 月。春、秋二季采挖。

形态特征：本品呈圆锥形，扭曲，表面棕黄色或深黄色，有稀疏的疣状细根痕。

功　　效：清热燥湿，泻火解毒，止血，安胎。

【原文】

黄芩，味苦，平。主诸热，黄疸，肠澼泄痢，逐水，下血闭，恶疮疽蚀，火疡。一名腐肠。生川谷。

【译文】

黄芩，味苦，性平。主治各种发热，黄疸病，痢疾腹泻、能祛除水湿，女子经闭，恶疮、疽疮溃烂，被火烧伤形成的疮疡。又叫作腐肠。产于山川河谷地带。

【集解】

《名医别录》载：黄芩生长在秭归的川谷及冤句，三月三日采根阴干用。

陶弘景说：秭归属建平郡。现在产量最多的是彭城，郁州也有，但只有深色质地坚实的才好。

苏敬说：如今以产自宜州、鄜州、泾州的质量好。兖州所产体大坚实的也佳，叫豚尾芩。

苏颂说：现在川蜀、河东、陕西近郡都有黄芩。它的苗长一尺多，茎秆如筷子般粗，叶从地脚四面作丛生状，像紫草，高一尺多，也有独茎生长的。黄芩的叶细长，颜色青，两两对生，六月开紫花，根如知母般粗细，长四五寸，二月、八月采根晒干。《吴普本草》上载：黄芩二月生赤黄色叶子，两两或四四相植，其茎中空或为方圆形，高三四尺，四月开紫红色花，五月结黑色果实，根黄。二月至九月采摘，与现在的说法略有不同。

徐之才说：黄芩与山茱萸、龙骨相使，恶葱实，畏朱砂、丹皮、藜芦。与厚朴、黄连配伍使用，能止腹痛；

与五味子、牡蒙、牡蛎配伍使用，可治不育；与黄芪、白蔹、赤小豆配伍使用，能疗瘰疬。

李时珍说：黄芩用酒拌炒，药效上行；与猪胆汁配伍使用，除肝胆之火；与柴胡配伍使用，退寒热；与芍药配伍使用，治下痢；与桑白皮配伍使用，泻肺火；与白术配伍使用，能安胎。

［主治］治痰热，胃中热，小腹绞痛，消谷善饥，可利小肠。疗女子经闭崩漏，小儿腹痛。（《名医别录》）

治热毒骨蒸，寒热往来，肠胃不利，能破壅气，治五淋，令人宣畅。还可去关节烦闷，解热渴。（甄权）

能降气，主流行热病，疔疮排脓，治乳痈发背。（《日华诸家本草》）

凉心，治肺中湿热，泻肺火上逆，疗上部实热，目赤肿痛，瘀血壅盛，上部积血，补膀胱寒水，安胎，养阴退热。（张元素）

治风热湿热头疼，奔豚热痛，肺热咳嗽、肺痿、痰黄腥臭，各种失血证。（李时珍）

［发明］李杲说：黄芩中空质轻的，主泻肺火，利气，消痰，除风热，清肌表之热；细实而坚的，主泻大肠火，养阴退热，补膀胱寒水，滋其化源。黄芩作用上下之别，与枳实、

叶［性味］味苦，性平，无毒。
［主治］治热毒骨蒸，寒热往来，肠胃不利。
根［性味］味苦，性平，无毒。
［主治］治各种发热、黄疸，泻痢。
花［性味］味苦，性平，无毒。
［主治］凉心，治肺中湿热，泻肺火上逆。

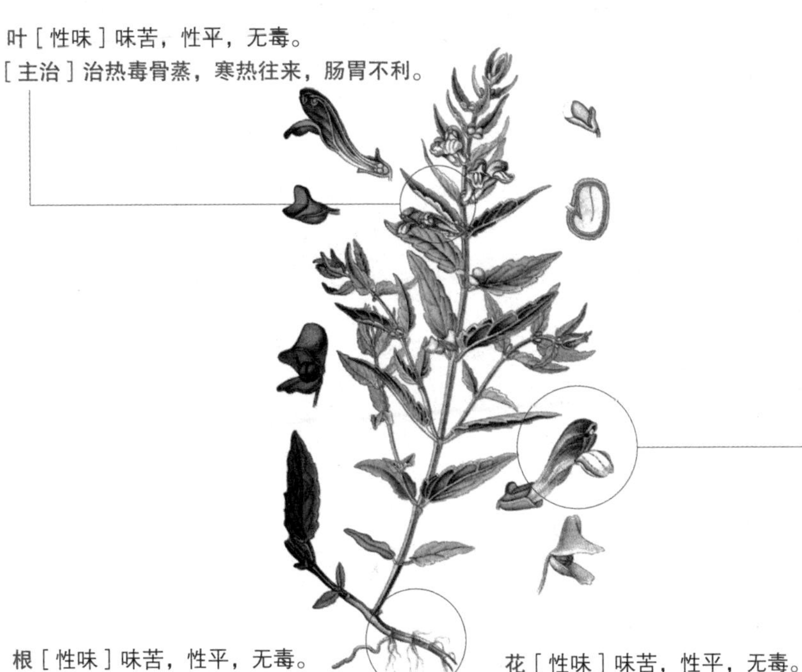

枳壳相同。

张元素说：黄芩的作用有九：一泄肺热，二除上焦皮肤风热、风湿，三去诸热，四利气宽胸，五消痰涎，六除脾经诸湿，七为夏季须用之药，八于妇人产后滋阴清热，九能安胎。黄芩用酒炒则功效上行，主上部积血，非此不能除。下痢脓血，腹痛后重，身体发热长时间不退者，与芍药、甘草同用。凡诸疮痛不可忍者，宜选用黄芩、黄连苦寒之药，详细辨别疾病的部位，各加引经药治疗。

朱震亨说：凡去上焦湿热，须将黄芩用酒洗过后用。黄芩泻肺火，须与桑白皮相佐使用。如果是肺虚的人，多用则伤肺，必先用天门冬保定肺气而后再用。黄芩乃是上、中二焦药物，能降火下行。

百草堂

李时珍生于明朝嘉靖年间，自幼好学上进，立志考取功名，光耀门楣。可李时珍16岁时，突患急病，咳嗽不止，并且久治不愈。方圆百里的名医都束手无策，认为他已无药可救，眼看生命危在旦夕。

正在李时珍的父母悲伤绝望之际，村子里来了一位从远方云游到此的道士，这位道人白发长髯、仙风道骨。时珍的父母急忙把道人请到家中给他看病。道士给时珍号了脉象后，捋捋长髯说：“无妨，此病只需服用黄芩六钱，加水两盅，煎至一盅，服用半月即可痊愈。”时珍的父母半信半疑地按方煎药。半月之后，李时珍身热全退、痰多咳嗽的症状也消失了，身体逐渐恢复健康。一味黄芩居然起到了立竿见影的治疗效果。

李时珍深感我国医学的神奇，从此便跟随道人刻苦钻研医学。在他编著的《本草纲目》中，李时珍对救了自己性命的黄芩推崇倍加，夸赞曰：“药中肯綮，如鼓应桴，医中之妙，有如此哉！”

对症下药

病症	配方	功效
湿热肠痛及泻痢	黄芩汤：黄芩同白芍、甘草	清热燥湿止痢
胎不安内热	同白芍、麦门冬、白术	清热安胎
肝热生翳	黄芩一两，淡豆豉三两，共研为末，每服三钱，用熟猪肝裹着吃，温水送下，一日二次。忌酒、面	清肝明目

牡丹

▶中品 植物篇

产地分布：河南洛阳、陕西西安、山东菏泽以及四川彭州等地。

成熟周期：花期4—5月。

形态特征：根系肉质强大，少分枝和须根。株高1～3米，花单生茎顶，花径10～30厘米，花色有白、黄、粉、红、紫及复色，有单瓣、复瓣、重瓣和台阁性花。花萼有5片。

功　　效：利关节，通血脉，散仆损瘀血，续筋骨，除风痹。

牡丹

【原文】

牡丹，味辛，寒。主寒热，中风瘛疭、痉、惊、痫邪气，除症坚，瘀血留舍肠胃，安五脏，疗痈疮。一名鹿韭，一名鼠姑。生山谷。

【译文】

牡丹，味辛，性寒。主治身体的恶寒发热，中风抽搐痉挛，惊恐癫痫等邪气，具有消散瘀血、治疗肠胃留滞不通、安宁五脏、消除痈疮的功效。又叫作鹿韭、鼠姑。产于山中的深谷处。

【集解】

《名医别录》载：牡丹生长在巴郡山谷中及汉中，二月、八月采根阴干。

寇宗奭说：牡丹只以山中单叶花红的根皮入药最好，市面上多用桔梗皮来冒充。

李时珍说：牡丹只取红白单瓣的入药。那些千叶异品，都是人巧所致，气味不纯，不可入药用。《花谱》上载，丹州、延州以西及褒斜道中最多，与荆棘无异，当地人取来当作薪。它的根入药最好。凡栽种牡丹的人，都在根下入白蔹末避虫，坑内点硫黄杀虫。

牡丹根皮

［修治］雷敩说：采根晒干，用铜刀劈破去骨，剉成大豆大小，用清酒拌蒸，从巳时至未时，晒干收用。

王好古说：性寒，味苦、辛，阴中微阳，入手厥阴、足少阴经。

徐之才说：畏贝母、大黄、菟丝子。

《日华诸家本草》载：忌蒜、胡荽，伏砒霜。

［主治］除时气头痛，邪热五劳，劳气头腰痛，风噤癫疾。（《名医别录》）

久服可轻身长寿。（《吴普本草》）

治冷气，散各种痛证，疗女子经脉不通，月经淋漓腰痛。（甄权）

能利关节，通血脉，散仆损瘀血，续筋骨，除风痹，落胎下胞，疗产后一切冷热血气。（《日华诸家本草》）

治神志不足，无汗骨蒸，鼻出血、吐血。（张元素）

有和血、生血、凉血的作用，治血中伏火，除烦热。（李时珍）

［发明］张元素说：牡丹为天地之精，群花之首。叶为阳，主发生。花为阴，主成实，丹为赤色，属火，所以能泻胞宫之火。四物汤加用它，治妇人骨蒸。

李时珍说：牡丹皮治手足少阴、厥阴四经血分伏火（即相火），古方唯以丹皮治相火，故张仲景肾气丸中用本品。后人专用黄柏治相火，而不知丹皮的功效更胜。这是千载的奥秘，而人们并不知道，今提出以供参考。牡丹中红花主通利，白花善补益，这也较少有人知道，须注意区分。

花［性味］味辛，性寒，无毒。
［主治］治神志不足，无汗骨蒸，鼻出血、吐血。
根皮［性味］味辛，性寒，无毒。
［主治］中风瘛疭，瘀血留舍肠胃，能安五脏。

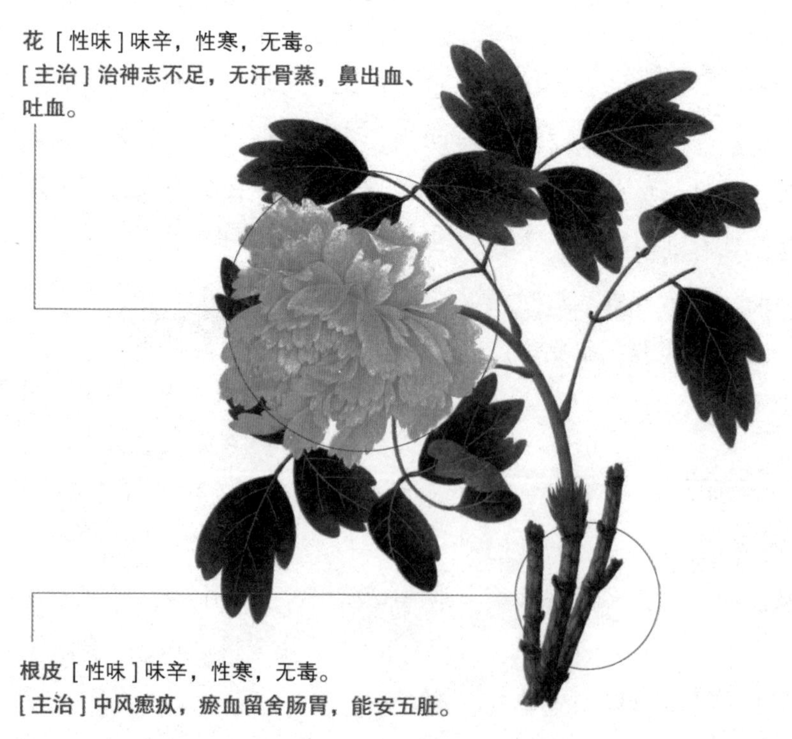

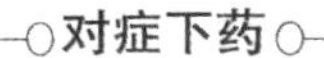

对症下药

病症	配方	功效
疝气，觉气胀不能动	丹皮、防风等分，研为末，每次用酒送服二钱	治冷气、各种痛证
伤损瘀血	丹皮二两，虻虫二十一枚，熬后共捣末，每天早晨用温酒服方寸匕	利关节，通血脉，散仆损瘀血
下部生疮已破溃	取牡丹末用开水送服方寸匕，一天三次	通血脉，散瘀消痈

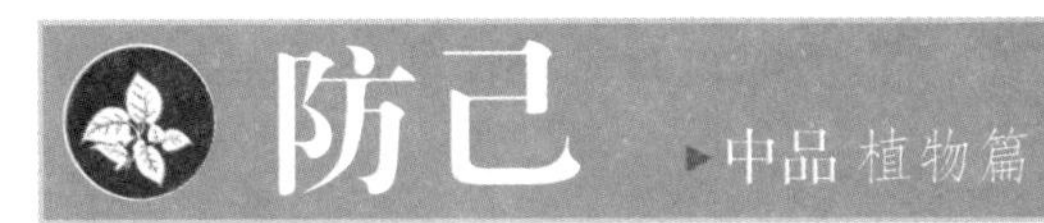

防己

▸中品 植物篇

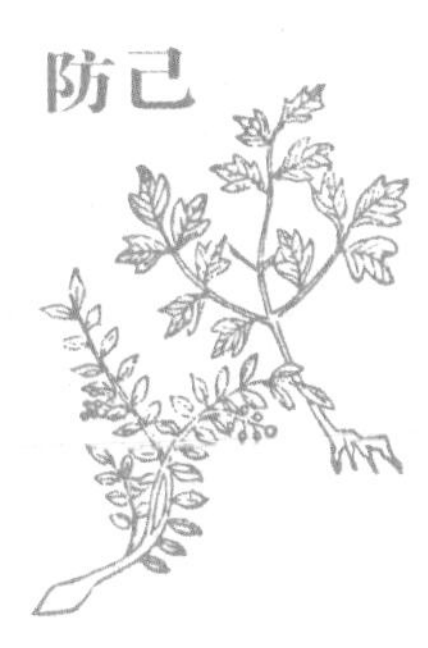

产地分布：主产于浙江、安徽、湖北、湖南、江西等省。

成熟周期：花期5—6月，果期7—9月。

形态特征：呈不规则圆柱形，半圆柱形或块状，多弯曲。表面淡灰黄色，在弯曲处常有深陷横沟而成结节状的瘤块样。断面平坦，灰白色，富粉性，有排列较稀疏的放射状纹理。

功　　效：利水消肿，祛风止痛。用于水肿脚气，小便不利，湿疹疮毒，风湿痹痛，高血压。

【原文】

防己，味辛，平。主风寒温疟，热气诸痫，除邪、利大小便。一名解离。生川谷。

【译文】

防己，味辛，性平。主治外感风寒、温疟，身体发热，各种痫证，能祛除热邪，使大小便通利。又叫作解离。产于河流的谷地处。

百草堂

防己自古以来分为汉防己和木防己两大类，汉主水气，木主风气。

防己用于风湿痹痛，多配伍薏苡仁、滑石、蚕沙等清热除湿之品。对寒湿痹痛，须用温经止痛的肉桂、附子等药同用。用于水肿、小便不利等症，可与椒目、葶苈子、大枣等配伍同用。若属虚证，常与黄芪、茯苓、白术等配伍。

桑根白皮

▸中品 植物篇

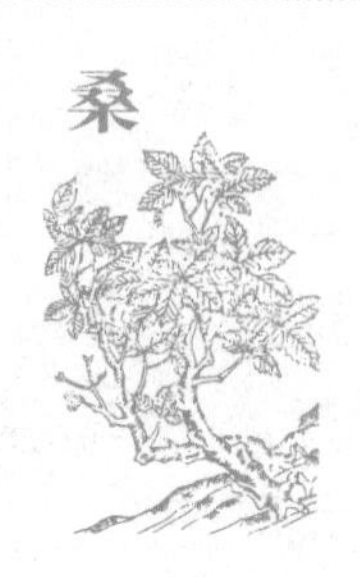

产地分布：全国各省均有栽培。

成熟周期：4—5月采收。

形态特征：落叶灌木或小乔木，边缘有粗锯齿，无毛。花单性，雌雄异株，穗状花序。聚花果（桑葚），黑紫色或白色。

功　　效：清肺热，祛风湿，补肝肾。

【原文】

桑根白皮，味甘，寒。主伤中，五劳六极，羸瘦，崩中，脉绝，补虚益气。叶，主除寒热出汗。桑耳，黑者，主女子漏下赤白汁，血病癥瘕积聚，阴痛，阴阳寒热无子。五木耳，名檽，益气不饥，轻身强志。生山谷。

【译文】

桑根白皮，味甘，性寒。主治内脏受损，五脏及筋骨血等极度受损，身体羸弱消瘦，女子非经期阴道出血，脉搏衰弱间断，具有补虚益气的功效。桑叶，主要功效是治疗发热恶寒，使人发汗。桑树上生长的木耳，黑色的主治女子非经期出血，赤白带下，血病、癥瘕积聚，阴部疼痛，祛除发热恶寒及不孕症。楮、榆、柳、槐、桑这五种树生出的木耳都叫作檽，能补益气血，使人没有饥饿感，轻身健体、增强记忆力。产于山中的深谷处。

百草堂

桑树浑身是宝，从根到叶，甚至树上所生的木耳都可入药。

桑叶具有“除寒热出汗”的功效。传说从前有一对母子，老母亲因为秋季天冷多雨突然病倒了，头晕目眩，忽冷忽热，干咳不止。儿子很孝顺，四处寻医弄药，给母亲治病。可是半个月过去，母亲的病情仍不见好转。

一天，儿子听说山上的老道士精通医术，便去请。临走之前不放心母亲，烧了一盆儿开水留给母亲喝。过了几个时辰，老母亲果然口渴了，她走到盛开水的盆儿前，发现盆儿忘记盖盖子，有几片桑叶飘了进去。因为太渴了，于是她把桑叶拣出去，喝下开水。喝完水后，就躺在床上睡着了。一觉醒来，她感觉头痛减轻了，身上也舒服了。

傍晚，儿子回来说老道士出门了，没有请到。儿子很沮丧，可是看到母亲的气色好多了，人也精神了，就问缘由。母亲说自己在他走后只喝了些开水，并说水里飘着几片桑叶。儿子想母亲的病也许就是因为那几片桑叶才减轻的。

第二天，儿子要再次上山请老道士，走之前依然烧好一盆儿开水，并且采了几片桑叶放入其中。

叶 [性味] 甘，寒，有小毒。
[主治] 主除寒热出汗。汁能解蜈蚣毒。

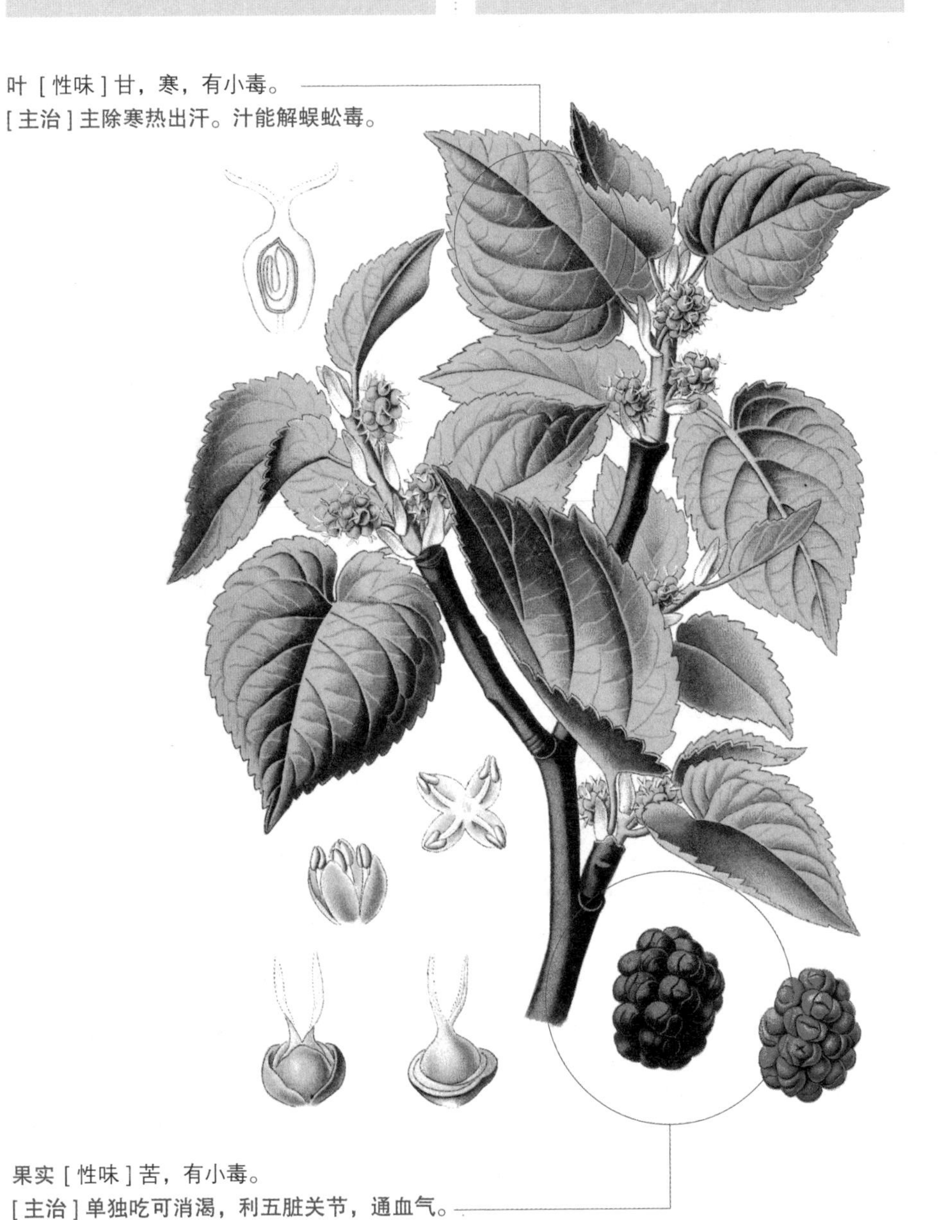

果实 [性味] 苦，有小毒。
[主治] 单独吃可消渴，利五脏关节，通血气。

山上老道士给儿子出了用霜打桑叶治疗他母亲病情的偏方，这正与母亲遇到的情况相同。儿子将此方为母亲熬药，果然不几天母亲的病就好了。

对症下药

病症	配方	功效
咳嗽吐血	用新鲜桑根白皮一斤，浸淘米水中三夜，刮去黄皮，剉细，加糯米四两，焙干研末。每服一钱，米汤送服	清泄肺热，凉血止咳
消渴尿多	用入地三尺的桑根，剥取白皮，炙至黄黑，剉碎，以水煮浓汁，随意饮，亦可加一点米同煮，忌用盐	甘润益阴，滋燥
发枯不润	用桑根白皮、柏叶各一斤，煎汁洗头，有奇效	养发润发

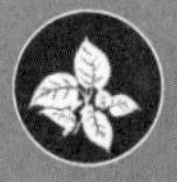

翘根

▶中品 植物篇

产地分布：产于平野及水草丛生之处。

成熟周期：3月和8月采收。

主　　治：阴精不足，热气旺盛。

功　　效：泄热下气，益养阴精，明目，解酒醒脑。

【原文】

翘根，味甘，寒。主下热气，益阴精，令人面悦好，明目。久服轻身耐老。生平泽。

【译文】

翘根，味甘，性寒。主要功效是泄热下气，益养阴精，能使人面色润泽美丽，有明目的作用。长期服用能使人身轻体巧，延缓衰老。产于平野及水草丛生之处。

百草堂

古医书记载，翘根具有解酒醒脑的功效，采来蒸熟使用对饮酒病人有很好疗效。但是后来的药方中翘根不知是何原因渐渐不再被使用，因此今人对翘根究竟为何物也知之甚少。

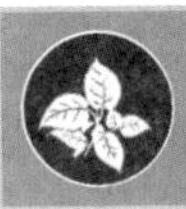

枳实

▶中品 植物篇

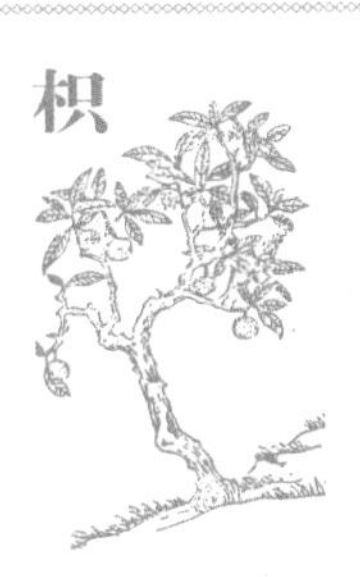

产地分布：产山东（日照、青岛等）、河南、山西、湖北、湖南、江西、云南等省区。

成熟周期：花期4—5月。9—10月果熟。

形态特征：枝多刺，叶是三小片的复叶，花白色，果实球形。

功　　效：破气消积，化痰除痞。

【原文】

枳实，味苦，寒。主大风在皮肤中如麻豆苦痒，除寒热结，止痢，长肌肉，利五脏，益气轻身。生川泽。

【译文】

枳实，味苦，性寒。主治风邪侵入皮肤，生出芝麻、豆子般大小的疙瘩，极痒难忍，能够解除寒热邪气积聚，具有治疗痢疾、增长肌肉、调和五脏、增益气力、使身体轻巧的功效。产于河边泽畔水草丛生之处。

【集解】

志说：长在商州川谷。

颂说：现在洛西、江湖州郡等地皆有，以商州的为最好。树木像橘但稍小，高五七尺。叶如橙、多刺。春天开白花，秋天长成果实，在九十月采摘的为枳壳。现在的人用汤泡去苦味后，蜜渍糖拌，当作果品。

［主治］大风在皮肤中，如麻豆苦痒，除寒热结，长肌肉，利五脏，止痢，益气轻身。除胸胁痰癖，

对症下药

病症	配方	功效
产后腹痛	枳实（麸炒）、芍药（酒炒）各二钱，水一盏煎服。亦可研末服	行气活血，止痛
大便不通	枳实、皂荚等分，研末，制饭丸，米汤送服	破气除痞
小儿头疮	枳实烧成灰，猪脂调涂	散败血，破积坚

逐停水，破结实，心下急痞痛逆气，胁风痛，安胃气，消胀满，止溏泄，明目。解伤寒结胸，主上气喘咳，肾内伤冷，阴痿而有气。消食，散败血，破积坚，祛胃中湿热。

百草堂

枳实，味苦性微寒，入脾胃经，具有破气消积、祛痰除痞之功效，是中医常用的理气良药，尤其对于治疗肠胃病具有显著疗效。

胃脘部隐痛或痞闷、胀满、吞酸嘈杂、嗳气、恶心呕吐、呃逆、大便失调以及神疲乏力等症状，均可使用枳实治疗。

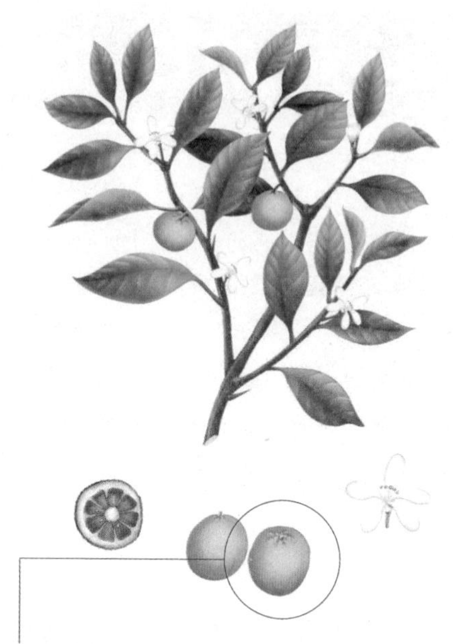

枳实（成熟果实）[性味] 苦、辛、酸，温。归脾、胃、大肠经。
[主治] 胃肠积滞，湿热泻痢，气滞胸胁疼痛，产后腹痛。

猪苓

中品 植物篇

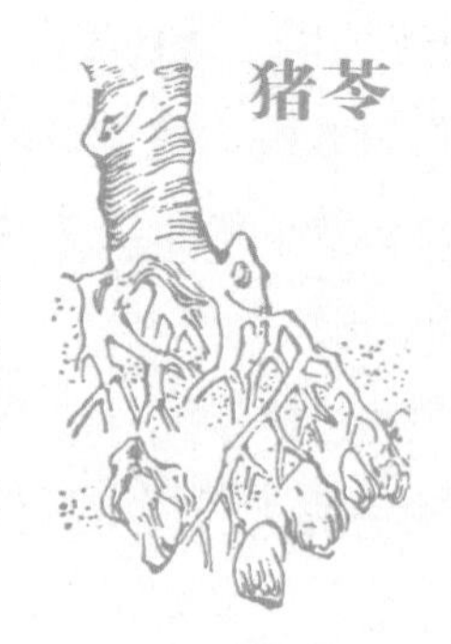

产地分布：陕西、云南、内蒙古、吉林、黑龙江、河北、山西等地。

成熟周期：南方全年皆采，北方以夏、秋两季为多。

形态特征：菌核体呈块状或不规则形状。整个菌核体由多数白色菌丝交织而成；菌丝中空，极细而短。子实体生于菌核上，伞形或伞状半圆形，常多数合生，表面深褐色，中部凹陷，呈放射状，孔口微细，近圆形；担孢子广卵圆形至卵圆形。

功　　效：利尿渗湿。

【原文】

猪苓，味甘，平。主痎疟，解毒，蛊疰不祥，利水道。久服轻身耐老。一名猳猪屎。生山谷。

【译文】

猪苓，味甘，性平。主治痎疟，能解毒，可消除蛊毒、鬼疰等秽浊之气，可使水道通利。长期服用能使身体轻巧、延缓衰老。又叫作猳猪屎。产于山中的深谷处。

百草堂

猪苓又名野猪苓、野猪粪、猪屎苓、鸡屎苓、地乌桃。为多孔菌科真菌猪苓的菌核。

猪苓具有利水渗湿的功效，用于小便不利、水肿胀满、泄泻、淋浊、带下。

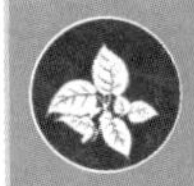

厚朴

▶中品 植物篇

产地分布：分布于陕西、甘肃、四川、贵州、湖北、广西等地。

成熟周期：花期5月，果期9—10月。

形态特征：树皮厚，紫褐色。幼枝淡黄色，有细毛，后变无毛。花与叶同时开放，单生枝顶，白色，芳香。种子倒卵圆形，有鲜红色外种皮。

功　　效：用于湿滞伤中，脘痞吐泻，食积气滞，腹胀便秘，痰饮喘咳。

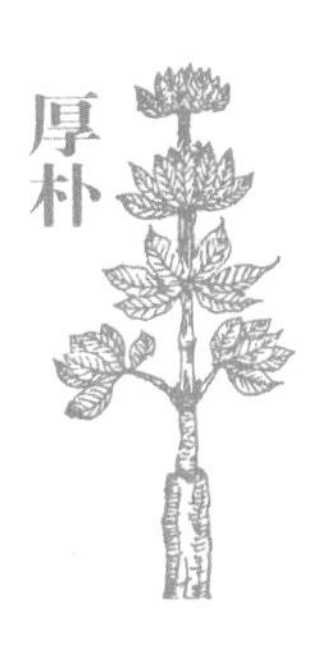

【原文】

厚朴，味苦，温。主中风、伤寒头痛，寒热，惊悸，气血痹死肌，去三虫。生山谷。

【译文】

厚朴，味苦，性温。主治中风、伤寒引起的头痛，身体恶寒发热，惊悸不安，气血阻痹，肌肉麻木不仁，能杀灭蛔、赤、蛲三种寄生虫。产于山中的深谷处。

百草堂

厚朴具有温中、下气、燥湿、消痰的功效。主治胸腹痞满胀痛，反胃，呕吐，宿食不消，痰饮喘咳，寒湿泻痢。

厚朴对消化系统的疾病非常有效，但是治疗肠胃疾病也要分情况，如果是胃虚火气、血虚脾阴、中气不足等引起的肠胃疾病则不适合使用厚朴。并且孕妇慎用。在服用时还要注意不要与泽泻、寒水石、消石、豆类一起食用，以免出现中毒或不良反应。

干姜

中品 植物篇

产地分布：主产四川、贵州。

成熟周期：冬季采挖。

形态特征：多叶二列，线状披针形，光滑无毛。花茎自根茎生出；穗状花序卵形至椭圆形；苞片淡绿色，卵圆形；花冠黄绿色，裂片披针形，唇瓣中央裂片长圆状倒卵形，较花冠裂片短，有淡紫色条纹及淡黄色斑点，雄蕊微紫色。本品栽培时很少开花。

功　　效：温中散寒，回阳通脉，温肺化饮。

【原文】

干姜，味辛，温。主胸满，咳逆上气，温中止血，出汗，逐风湿痹，肠澼下痢。生者尤良。久服去臭气，通神明。生川谷。

【译文】

干姜，味辛，性温。主治胸中烦满，咳嗽气逆，具有温补中气、使流血停止的功效，并且能使人发汗，逐除风湿痹痛，治疗肠泻痢疾。生姜的疗效尤其好。长期服用能去除恶臭之气，使人神清气爽。产于山川河谷地带。

【集解】

苏颂说：干姜造法，采姜于长流水洗过，日晒为干姜。

李时珍说：干姜用母姜制成。现在江西、襄都有，以白净结实的为好，以前人称其为白姜，又名均姜。凡入药都宜炮用。

［主治］治寒冷腹痛，中恶霍乱胀满，风邪诸毒，皮肤间结气，止唾血。(《名医别录》)

治腰肾中疼冷、冷气，能破血

去风，通四肢关节，开五脏六腑，宣诸络脉，去风毒冷痹，疗夜多小便。（甄权）

消痰下气，治转筋吐泻，腹脏冷，反胃干呕，瘀血仆损，止鼻洪，解冷热毒，开胃，消宿食。（《日华诸家本草》）

主心下寒痞，目睛久赤。（王好古）

[**发明**] 张元素说：干姜功用有四：一通心助阳，二去脏腑沉寒痼冷，三发诸经之寒气，四治感寒腹痛。肾中无阳，脉气欲绝，以黑附子为引，水煎服，名姜附汤。也治中焦寒邪，寒淫所胜，以辛发散。干姜又能补下焦，所以四逆汤中也用它。干姜本辛，炮之稍苦，故止而不移，所以能治里寒，不像附子行而不止。理中汤中用干姜，因其能回阳。

李时珍说：干姜能引血药入血分，气药入气分，又能去恶养新，有阳生阴长之意，所以血虚的人可以用；而吐血、衄血、下血，有阴无阳的人，也宜使用。那是热因热用，为从治之法。

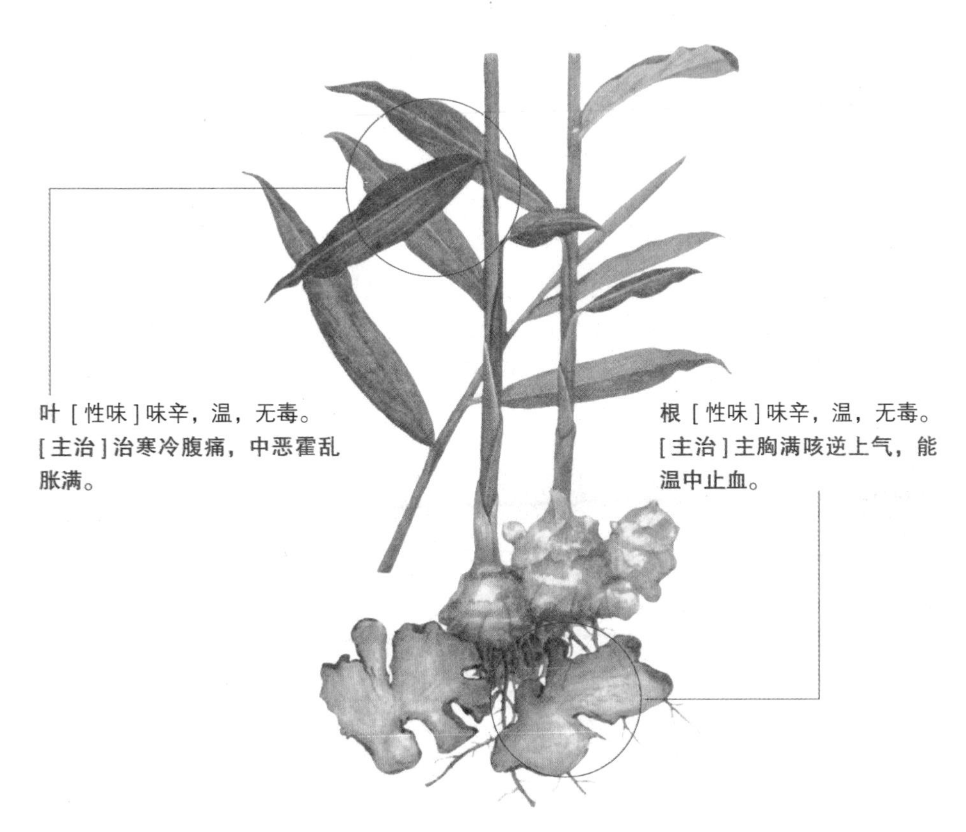

百草堂

相传，我国在楚汉相争时期，汉高祖刘邦征战河南音山，身染瘟疫，久治不愈。当地百姓献方“生姜萝卜汤”，刘邦喝后病情大减，再喝一次即药到病除。

生姜不但治了帝王的瘟疫，也救过许多平民百姓。

唐朝时期，长安香积寺有个叫行端的和尚，夜间上南五台山砍柴，回寺后成了哑巴，人们相互议论不解其故。方丈急忙带领众僧在佛前做了81天道场，让佛祖为行端驱魔，可是无济于事，行端仍不能说话。

行端来到长安，拜见了名医刘韬。刘韬经察颜望诊号脉后说：“师傅先回，待我明日上山一观再行处方。”次日凌晨，刘韬来到山上，仔细观察后便胸有成竹地来到了香积寺，从药袋里取出一块生姜，对方丈说：“将此药煎服，三五日内定能药到病除。”时过两日，行端连服3剂姜汤，胸中郁积渐解，咽喉轻松爽利。又连服了3剂，竟能开口说话了，寺中众僧都惊讶不止。

方丈询问行端病因，刘韬说：“此乃沙弥误食山中半夏所致，用生姜一解，自然药到病除。”众僧也除掉了心病，照旧上山砍柴。

对症下药

病症	配方	功效
脘腹冷痛	取姜汁半杯，生地黄汁少许，加蜜一匙、水三合，调匀服	温中散寒，健运脾阳
寒饮喘咳	初起时烧姜一块含咽	温肺散寒，化饮
中阳不足	甘草四两（炙），干姜二两，上二味，以水三升，煮取一升五合，去滓，分温再服	温中复阳

麻黄

▸中品 植物篇

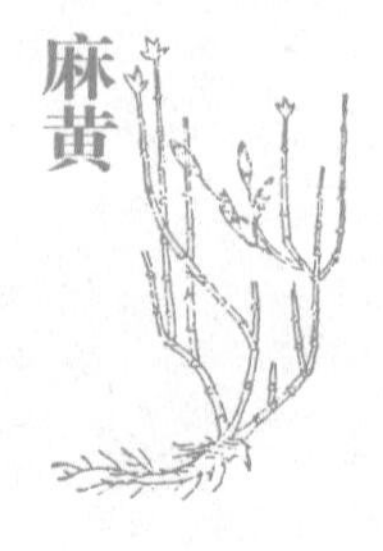

产地分布：主产荥阳、中牟。

成熟周期：3月、4月开花，6月结子。立秋后采收。

形态特征：梢上有黄花，结实如百合瓣而小，味甜。外皮红，里仁子黑。根紫赤色。

功　　效：去邪热气，止咳逆上气，除寒热，破癥坚积聚。

【原文】

麻黄，味苦，温。主中风、伤寒头痛，温疟，发表出汗，去邪热气，止咳逆上气，除寒热，破癥坚积聚。一名龙沙。生山谷。

【译文】

麻黄，味苦，性温。主治中风、伤寒引起的头痛，能治疗温疟，具有解表发汗、驱除热邪之气的作用，还能止咳消喘，逐除恶寒发热，攻克体内肿块及郁结聚积。又叫作龙沙。产于山中的深谷处。

【集解】

《名医别录》载：麻黄生于晋地及河东，立秋采茎，阴干使之变青。

苏颂说：今近汴京的地方多有，以荥阳、中牟所产的为好。春生苗，至夏五月则长及一尺以上。梢上有黄花，结实如百合瓣而小，也似皂荚子，味甜，微有麻黄气，外皮红，里仁子黑。根紫赤色。俗说有雌雄二种：雌的三月、四月开花，六月结子。雄的没有花，不结子。立秋后收茎阴干备用。

李时珍说：它的根皮色黄赤，长的近一尺。

麻黄茎

［修治］陶弘景说：折去节根，水煮十余沸，用竹片掠去水面上的沫。因为沫令人烦，根节能止汗。

李时珍说：麻黄微苦而辛，性

茎［性味］味苦，性温，无毒。
［主治］治中风伤寒头痛，温疟。

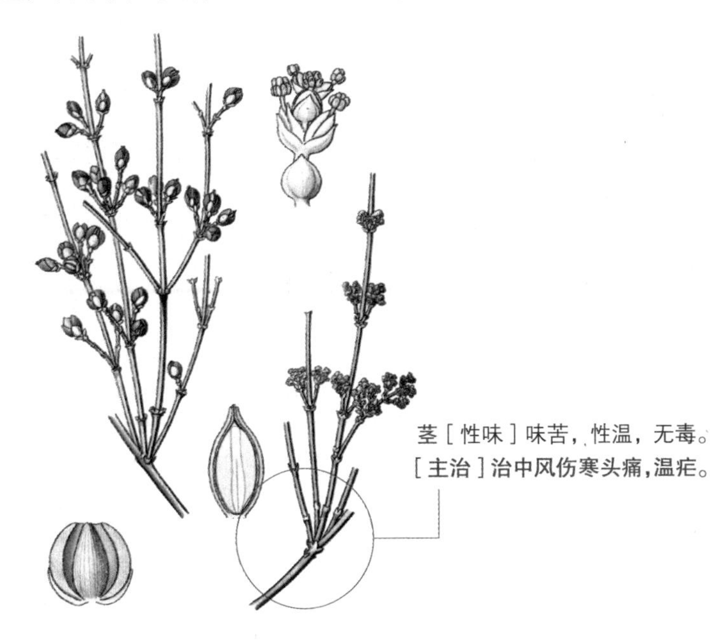

热而扬。僧继洪说，中牟有生长麻黄之地，冬日不积雪，因它泄内阳之故。因此，过用麻黄会泄真气。由此可知麻黄性热。服用麻黄出汗不止的，用冷水浸头发，仍用扑法即止。凡是服用麻黄，须避风一日，不然病会复发。凡是使用麻黄，应佐以黄芩，就不会眼赤。

徐之才说：麻黄与厚朴、白薇相使。与辛夷、石韦相恶。

[主治] 治五脏邪气缓急，风胁痛，止好唾，通腠理，解肌，泄邪恶气，消赤黑斑毒。麻黄不可多服，多服令人虚。(《名医别录》)

治身上毒风，皮肉不仁，主壮热温疫，山岚瘴气。(甄权)

通九窍，调血脉，开毛孔皮肤。(《日华诸家本草》)

去营中寒邪，泄卫中风热。(张元素)

散赤目肿痛，水肿风肿，产后血滞。(李时珍)

[发明] 陶弘景说：麻黄为疗伤寒，解肌第一药。

苏颂说：张仲景治伤寒，有麻黄汤及葛根汤、大小青龙汤，其中都有麻黄。

李时珍说：麻黄为肺经专药，治肺病多用。张仲景治伤寒，无汗用麻黄，有汗用桂枝。

百草堂

相传古时有位老中医，无儿无女，收了一个小徒弟，想把平生所学和临床经验传授给他。这个徒弟却很是狂妄，又不用心学习，一知半解却自以为是。老师很伤心，要他另立门户，而徒弟却满不在乎。

徒弟走之前，老师叮嘱他无叶草的根和茎用处不同；发汗用茎，止汗用根，一朝弄错，就会死人！千万不能弄错。可是徒弟却有口无心，根本没用脑子想。

徒弟独自行医后没几天，就让他用无叶草医死了一个。死者家属告到衙门，徒弟却说自己的医术是老师教的，于是县令就抓来了他的老师。老师深感冤枉，说自己曾将无叶草的用法用口诀传授了徒弟。县令要徒弟背，徒弟背道："发汗用茎，止汗用根，一朝弄错，就会死人。"

于是真相大白，病人浑身虚汗，而徒弟却用无叶草的茎来治疗，自然会死人。县令判老师无罪，徒弟入狱3年。3年中徒弟认识到医道深奥，出狱后他找老师认错，重新学习医术。

因为这种药草给他闯过大祸惹过麻烦，徒弟就将此草起名为"麻烦草"。后来，又因为这草的根是黄色的，才又改叫"麻黄"。

对症下药

病症	配方	功效
伤寒黄疸	麻黄醇酒汤：取麻黄一把，去节，棉裹，加酒五升，煮至半升，一次服完，微汗见效，如春季用水煮	解表利湿
面目黄肿，脉沉，小便不利	甘草麻黄汤：用麻黄四两，加水五升煮，去沫，再加甘草二两，煮成三升。每服一升	宣散水气，利水消肿
风痹冷痛	用麻黄（去根）五两、桂心二两，共研为末，加酒二升，以慢火熬成糖稀。每服一匙，热酒调下，汗出见效。注意避风	散寒宣痹通经
产后腹痛，血下不止	用麻黄去节，研成末。每服一匙，用酒冲服，一日二三次，血下尽即止	通九窍，调血脉
心下悸病	用半夏麻黄丸：取半夏、麻黄，等分为末，加炼蜜和丸，如小豆大。每服三丸，水送下。日服三次	通阳化饮

百合

中品 植物篇

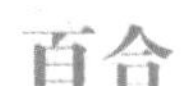

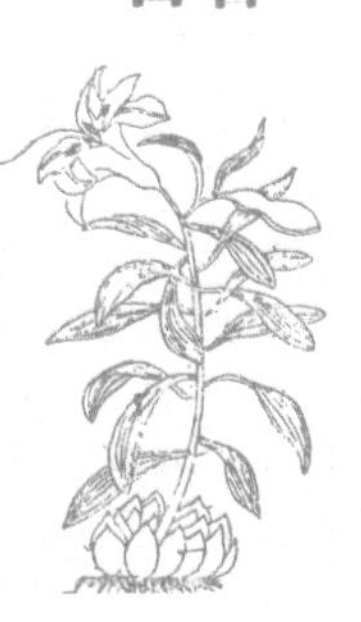

产地分布：全国各地均产，以湖南、浙江产者为多。

成熟周期：秋季采挖。

形态特征：多年生球根草本花卉。茎直立，茎秆基部带红色或紫褐色斑点。无叶柄，直接包生于茎秆上，叶脉平行。花着生于茎秆顶端，簇生或单生，呈漏斗形喇叭状，花色多为黄色、白色、粉红、橙红，有的具紫色或黑色斑点。花落结长椭圆形蒴果。

功　　效：养阴润肺，清心安神。

【原文】

百合，味甘，平。主邪气腹胀心痛，利大小便，补中益气。生川谷。

【译文】

百合，味甘，性平。主治邪气阻滞导致的腹部胃部胀痛，能通利大小便，补养内脏、增益气血。产于山川河谷地带。

百草堂

传说古时东海上有一伙海盗，经常到海边打劫渔民，强抢妇女儿童，将其运到海中一座孤岛。

一天，海盗们驶离海岛外出抢劫。结果狂风大作，雨如瓢泼，海盗们全都葬身鱼腹。海盗们死后，被抢来的妇女都十分高兴，可是孤岛上远离陆地，她们无法回到家乡。岛上的粮食很快就被吃光了，那些妇女只好将岛上的鸟蛋、野果、被潮水冲上岸的死鱼拿来充饥。

一次，有位妇女挖来一种像大蒜头一样的野菜根，煮熟后发现味道还很香甜，于是大伙便开始纷纷挖起这种野菜根。几天下来，她们发现这种东西不但可以解饿，而且那些身体瘦弱、痨伤咳血的病人吃后也都恢复健康了。

一年后，有一条采药船偶然来到孤岛，发现岛上的人没有粮食吃却个个健康、白嫩，询问缘由，才知道是因为吃了“大蒜头”。

采药人猜想它可能具有药性，在把妇女儿童救上岸的同时，带回了这种“大蒜头”。经过栽种、试验，果然发现这东西有润肺止咳、清心安神的作用。又因为在岛上遇难的妇女和孩子，合起来一共百人，就把它叫作“百合”了。

花［性味］性微寒平，味甘微苦；入肺经；
［主治］**咳嗽，眩晕，夜寐不安，天疱湿疮。**

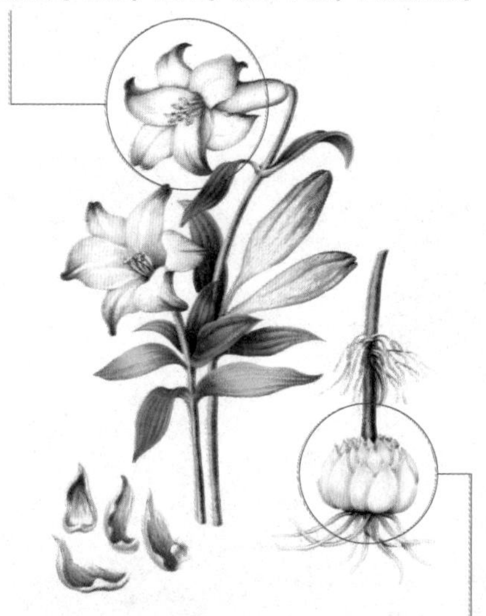

鳞茎［性味］性甘、微寒，归肺、心经。
［主治］**肺热咳嗽、劳嗽咯血、虚烦惊悸、失眠多梦。**

对症下药

病症	配方	功效
大小便难下	百合同麦门冬、白芍、甘草、木通	利大小便
寒热邪气、通身疼痛	百合同知母、柴胡、竹叶	止痛安神
内热、咽喉肿痛、肝热目赤	干百合2朵、菊花3朵、绿茶1克、金银花0.5克，薄荷0.5克，所有原料混合后用沸水冲泡5分钟。代茶饮，每日1剂	清肝明目、利咽消肿

知母

▶中品 植物篇

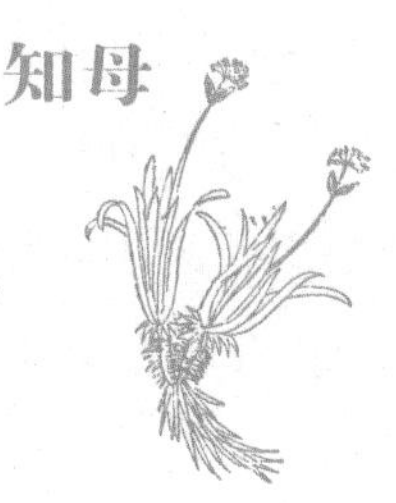

产地分布：山西、河北、东北。

成熟周期：春秋二季采根。

形态特征：呈长条状，微弯曲，一端有浅黄色的茎叶残痕。表面黄棕色至棕色，断面黄白色。

功　　效：清热泻火，生津润燥。

【原文】

知母，味苦，寒。主消渴热中，除邪气；肢体浮肿，下水；补不足、益气。一名蚳母，一名连母，一名野蓼，一名地参，一名水参，一名水浚，一名货母，一名蝭母。生川谷。

【译文】

知母，味苦，性寒。主治消渴症、体内发热，能驱除热邪之气，治疗身体四肢水肿，能使体内水气下泄，补益身体虚损不足、增益气血。又叫作蚳母、连母、野蓼、地参、水参、水浚、货母、蝭母。产于山川河谷地带。

【集解】

《名医别录》载：知母生长在河内川谷，二月、八月采根晒干用。

陶弘景说：现在出于彭城。形似菖蒲而柔润，极易成活，掘出随生，要根须枯燥才不生长。

苏颂说：现在的黄河沿岸怀、卫、彰德各郡以及解州、滁州都有。四月开青色的花，如韭花，八月结实。

［修治］雷敩说：使用本品时，先在槐砧上剉细，焙干，用木臼捣碎，不要用铁器。

李时珍说：拣肥润里白的使用为好，去毛切片。如需引经上行，则用酒浸焙干，引经下行则用盐水润焙。

［主治］疗伤寒久疟烦热、胁下邪气，膈中恶，及恶风汗出、内疸。多服令人腹泄。(《名医别录》)

治心烦燥闷、骨蒸潮热、产后发热，肾气劳，憎寒虚烦。(甄权)

治骨蒸痨瘵，通小肠，消痰止咳，

润心肺，安心神，止惊悸。《日华诸家本草》

清心除热，治阳明火热，泻膀胱、肾经之火。疗热厥头痛，下痢腰痛，喉中腥臭。（张元素）

泻肺火，滋肾水，治命门相火有余。（王好古）

安胎，止妊娠心烦，辟射工、溪毒。（李时珍）

[**发明**] 甄权说：知母治各种热劳，凡病人体虚而口干的，加用知母。

李杲说：知母入足阳明、手太阴经，其功效有四：一泻无根之肾火，二疗有汗的骨蒸，三退虚劳发热，四滋肾阴。

李时珍说：肾苦燥，宜食辛味药以滋润，肺苦气逆，宜用苦味药以泻下，知母辛苦寒凉，下润肾燥而滋阴，上清肺金而泻火，为二经气分药。黄柏是肾经血分药，所以二药必须相配用。

百草堂

从前有个老太婆，无儿无女，年轻时靠挖药为生。由于她不图钱财，常把药草白送给生病的穷人，所以毫无积蓄。到年老体衰不能爬山采药时，她只好沿乡讨饭。她想将自己的识药本领找一个可靠的人传下去，于是她逢人便说谁为自己养老就教谁识药。

开始有位富家公子想要以此来巴结官宦，就把老太婆请进府中奉养，可是过了十几天，不见老太婆提起药草之事，就将老太婆赶了出来。后来一个商人知道了，想要以此发财，就将老太婆接到家中，可是过了一段时间，老太婆还是没有将识药本领传给他，于是商人也把老太婆赶走了。

老太婆依旧沿街乞讨，一年冬天，老太婆病倒了。被一位樵夫救到了家中。樵夫夫妇对老人家照顾得十分周到，几年如一日地侍奉着。

一年夏天，年近八旬的老太婆要樵夫背她上山，来到山上后，她让樵

对症下药

病症	配方	功效
热病烦渴	知母六两，石膏一斤（碎），甘草二两（炙），粳米六合，上四味，以水一斗，煮米热汤成，去滓，温服一升，日三服	清热泻火除烦
手足牵引夜卧不安	同牛膝、生地、白芍、甘草、桂枝、桑枝	安心神，止惊悸
久咳气急	知母五钱（去毛切片，隔纸炒），杏仁五钱（姜水泡后去皮尖，焙干），加水一盅半，煎取一盅，饭后温服	润肺燥，止咳化痰

夫将一丛线形叶子、开雪白带紫色条纹花朵的野草挖出来，樵夫走进去扒开土，挖出一截儿黄褐色的根子。老太婆告诉樵夫这是一种药草，它的根可以治肺热咳嗽、虚劳发热之类的病。自己之所以现在才教他识药是因为想找个老实厚道的人，自己寻找多年才找到他这样一个懂得自己心思的人，于是就把这新挖出的草药命名为“知母”了。

花 [性味] 味苦，性寒，无毒。
[主治] 清心除热，治阳明火热。

叶 [性味] 味苦，性寒，无毒。
[主治] 治消渴热中，除邪气。

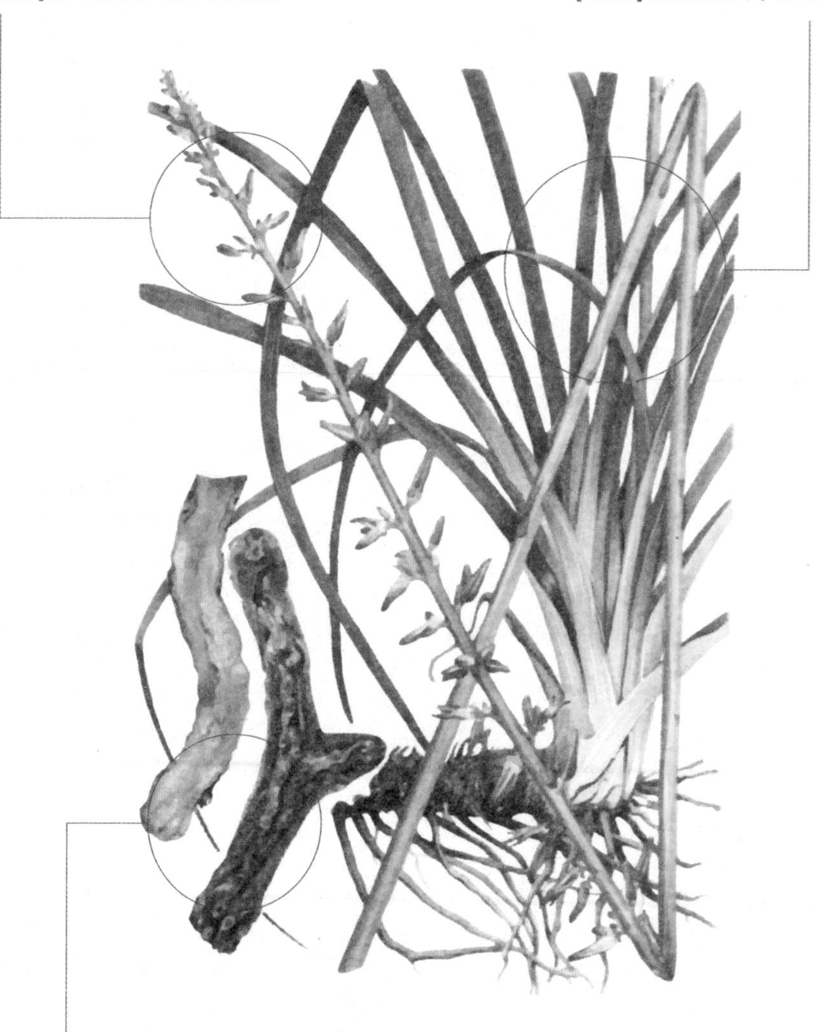

根 [性味] 味苦，性寒，无毒。
[主治] 利水，补不足，益气。

栀子

▸中品 植物篇

产地分布：全国大部分地区有栽培。主要分布于浙江、江西、福建、湖北、湖南、四川、贵州、陕西南部等省份。

成熟周期：栽培 2 ~ 3 年开始开花结果。11—12 月果实开始成熟。

形态特征：常绿灌木或小乔木。植株大多比较低矮。干灰色，小枝绿色，叶对生或主枝轮生，倒卵状长椭圆形，花单生枝顶或叶腋，白色，浓香。果实卵形，具 6 纵棱；种子扁平。

功　　效：栀子果入药，主治心烦不眠，实火牙痛，口舌生疮；根入药主治跌打损伤，风火牙痛。

【原文】

栀子，味苦。主五内邪气，胃中热气，面赤，白癞、赤癞、疮疡。一名木丹。生川谷。

【译文】

栀子，味苦。主治五脏内有邪气郁结，胃中有热气蒸腾，导致面部发红，酒渣鼻，白癞，赤癞，疮疡等。又叫作木丹。产于河流的谷地之处。

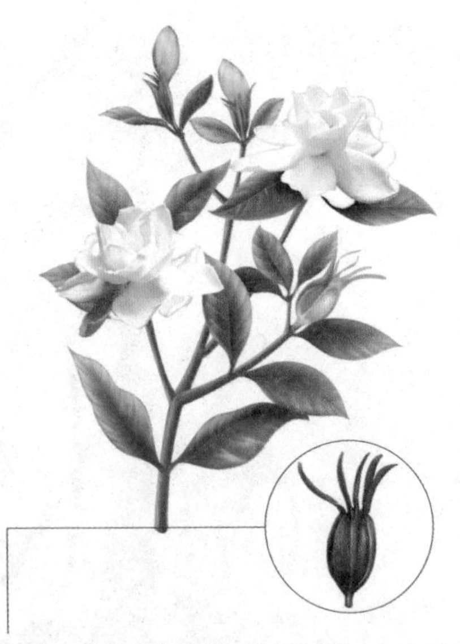

子 [主治] 热病高烧，心烦不眠，实火牙痛，口舌生疮，眼结膜炎，疮疡肿毒；外用治外伤出血、扭挫伤。

百草堂

栀子花，为茜草科常绿芳香植物。夏天开花，洁白如雪，清丽可爱，满室幽香，是叶、花均美的观赏花卉。栀子花在古代被人们奉为祥符瑞气，受到虔诚隆重的礼遇。《史记·货殖列传》载：“千亩栀茜，其人与千户侯等。”迄至晋代，栀子花更受珍视，据《晋令》说：“诸宫有秩，栀子守护者置令一人。”可见其身价之高贵，为看守栀子，还特设一吏。据《四川志》载，唐朝时有个白上坪的地方，种栀子“家至万株，望如积雪，香闻十里”。栀子一片翠绿发亮，花形独特，花色乳白，初夏时陆续开放，清香宜人，深受人们喜爱，历代文人雅士留下许多诗篇。宋代杨万里的《栀子花》诗云：“孤姿妍外净，幽馥暑中寒。”栀子花由于四季常绿，芳香浓郁，无论是栽植在公园道旁，庭前院后，还是入室作盆景，都很清雅。栀子与其他红色花卉相配衬，更是秀丽多姿。女子作胸花佩戴，既美观，又香气四溢。

对症下药

病症	配方	功效
肺热咳嗽	将鸡蛋3个煮熟剥去外壳，再与栀子花30克共煮半小时，每日分3次食用；栀子花15克用白糖30克腌半天，每取少许，泡茶饮	清肺止咳
眼红肿痛	用栀子叶、菊花各9克，黄芩、龙胆、甘草各6克，用水煎服，连服15天，效果很好	清肝泻火
烂疮	用栀子叶榨汁，抹在红肿的疮处，7～10天效果显著。	泻火凉血解毒

秦皮

▶中品 植物篇

产地分布：主产陕西、四川、宁夏、云南、贵州、河北。

成熟周期：花期5月，果期7—8月。

形态特征：落叶乔木，树皮淡灰色，裂皱浅细。羽状复叶对生，椭圆形或椭圆状卵形。圆锥花序顶生，大而疏松，花小，花萼钟状，不规则分裂；无花冠；雄蕊2枚，花药长椭圆形，约与花丝等长。翅果披针形。

功　　效：清热燥湿，收涩，明目。

【原文】

秦皮，味苦，微寒。主风寒湿痹，洗洗寒气，除热，目中青翳、白膜。久服头不白，轻身。生川谷。

【译文】

秦皮，味苦，性微寒。主治风寒湿痹，皮肤寒冷如同寒风在吹，能消除身体发热，除去眼中的青翳白膜。长期服用头发不易变白，身体轻巧。产于河流的谷地之处。

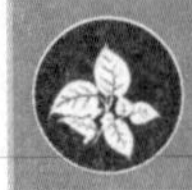

百草堂

秦皮清热燥湿、平喘止咳，对于治疗细菌性痢疾、肠炎、白带、慢性气管炎、目赤肿痛、迎风流泪、牛皮癣有很好的疗效。

秦皮是妇科良药，据说妇女赤白带下及血崩不止，将秦皮、丹皮、当归按比例配制，用酒洗净，炒研为末，加蜂蜜制成药丸，每天早上用白汤送下，一段时间即可。脾胃虚寒者忌服。

龙眼

中品 植物篇

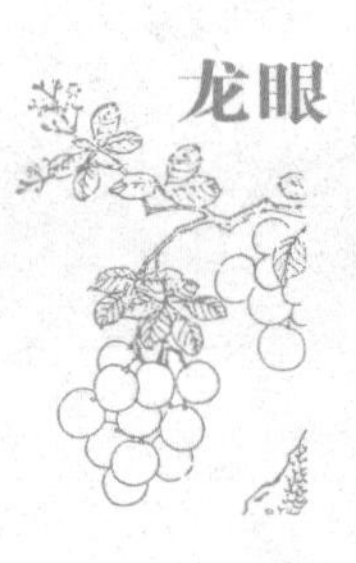

产地分布：主要分布于广西、广东、福建和中国台湾等省（区）。

成熟周期：花期 3—4 月，果期 7—8 月。

形态特征：树体高大。多为偶数羽状复叶，小叶对生或互生；圆锥花序顶生或腋生；果球形，种子黑色，有光泽。

功　　效：壮阳益气、补益心脾、养血安神、润肤美容。

【原文】

龙眼，味甘，平。主五脏邪气，安志，厌食。久服强魂聪明，轻身不老，通神明。一名益智。生山谷。

【译文】

龙眼，味甘，性平。主治五脏之中的邪气，具有使精神安定，治疗厌食症的功效。长期服用能使人精神焕发、耳聪目明，身体轻巧、延缓衰老，神志清明。又叫作益智。产于山中的深谷处。

【集解】

苏颂说：今闽、广、蜀地出荔枝的地方都有龙眼。龙眼树高二三丈，像荔枝而枝叶微小，冬季不凋。春末夏初，开细白花。七月果实成熟，壳为青黄色，有鳞甲样的纹理，圆形，大如弹丸，核像木梡子但不坚，肉薄于荔枝，白而有浆，甘甜如蜜。龙眼树结果实非常多，每枝结二三十颗，成穗状像葡萄。

李时珍说：龙眼为正圆形。龙眼树性畏寒，白露后才可采摘，可晒焙成龙眼干。

果实

[性味] 味甘，性平，无毒。

苏恭说：味甘、酸，性温。

李鹏飞说：生龙眼用开水淘过食，不动脾。

[主治] 除蛊毒，去三虫。(《蜀本草》)

能开胃健脾，补虚长智。(李时珍)

[发明] 李时珍说：食品以荔枝为贵，而补益则以龙眼为良。因为荔枝性热，而龙眼性平和。严用和《济生方》治思虑过度伤心脾有归脾汤。

百草堂

传说古代江南某地有一个钱员外，年过半百才得一子。因晚年得子，全家都对这个宝贝儿子十分溺爱。

儿子因为娇生惯养又挑食偏食，长得又瘦又矮，10岁的时候看上去仍像四五岁。钱员外看在眼里急在心中，但又不想强迫儿子，因此十分无奈。这时来了位远房亲戚，告诉钱员外吃龙眼可使孩子健壮起来，而且讲了龙眼的来历：

哪吒打死了东海龙王的三太子，并将龙眼挖出。这时正好有个叫海子的穷孩子生病，哪吒便把龙眼让他吃了。海子吃了龙眼之后病好了，长成彪形大汉，活了100多岁。海子死后，他的坟上长出一棵树，树上结满了像龙眼一样的果子。

在东海边家家种植龙眼树，人人皆食龙眼肉。

钱员外立即派人去东海边采摘龙眼，并加工制作成龙眼肉，蒸给儿子吃。儿子吃后果然身强体壮起来。

果实 [性味] 味甘，性平，无毒。
[主治] 主五脏邪气，能安志，治厌食。
叶 [性味] 性平，味甘，无毒。
[主治] 能开胃健脾，补虚长智。

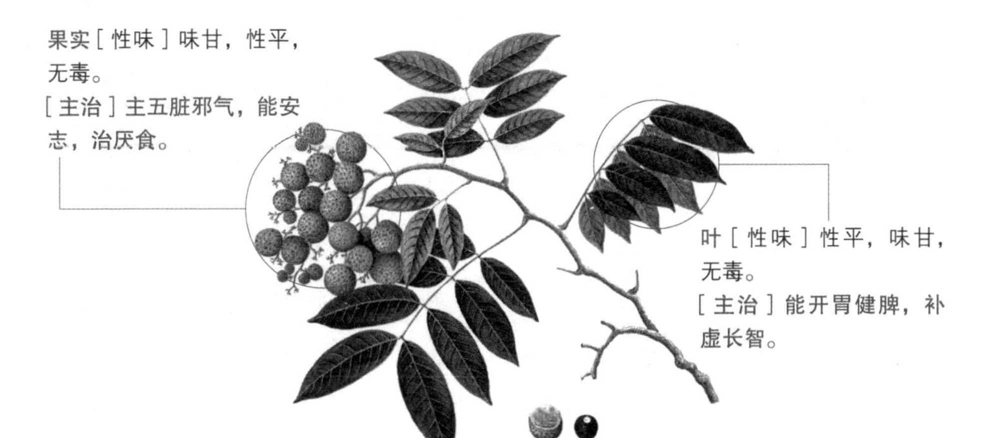

桃核仁

▸中品 植物篇

产地分布：我国除黑龙江省外，其他各省都有桃树栽培。

成熟周期：花期3—4月，果实6—9月成熟。

形态特征：落叶小乔木，高可达8米，树冠开展。小枝红褐色或褐绿色。单叶互生，椭圆状披针形，先端长尖，边缘有粗锯齿。花单生，无柄，通常粉红色，单瓣。核果卵球形，表面有短柔毛。

功　　效：活血化瘀，润肠通便。

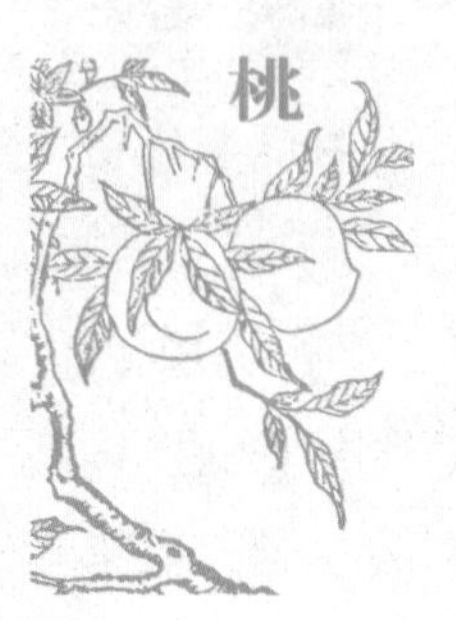

【原文】

桃核仁，味苦，平。主瘀血、血闭癥瘕，邪气，杀小虫。桃花，杀注恶鬼，令人好颜色。桃凫，微温。主杀百鬼精物。桃毛，主下血瘕，寒热积聚，无子。桃蠹，杀鬼邪恶不祥。生川谷。

【译文】

桃核仁，味苦，性平。主治瘀血症、闭经、癥瘕，能祛除邪气、杀灭小虫。桃花，能杀除鬼邪，令人容颜美好。桃凫，性微温，主要功效是杀灭多种鬼精。桃毛，主要消除瘀血，身体发冷发烧、寒热之气积聚，治疗不孕症。桃蠹，驱杀秽浊不祥邪气。产于河流的谷地之处。

【集解】

陶弘景说：桃树现在到处都有。用桃核仁入药，应当取自然裂开的种核最好，山桃仁不能用。

李时珍说：桃的品种很多，易于栽种，而且结实也早。桃树栽种五年后应当用刀割树皮，以流出脂液，则桃树可多活几年。桃花有红、紫、白、千叶、二色的区别；桃子有红桃、绯桃、碧桃、缃桃、白桃、乌桃、金桃、银桃、胭脂桃，都是以颜色命名。有绵桃、油桃、御桃、方桃、匾桃、偏核桃、脱核桃，都是以外形命名。有五月早桃、十月冬桃、秋桃、霜桃，都是以时令命名。这些桃子都能食用，只有山中毛桃，即《尔雅》中所说的榹桃，小而多毛，核黏味差。但它的仁饱满多脂，可

果实［性味］味辛、酸、甘，性热，微毒。
［主治］制成果脯食用，益于养颜。

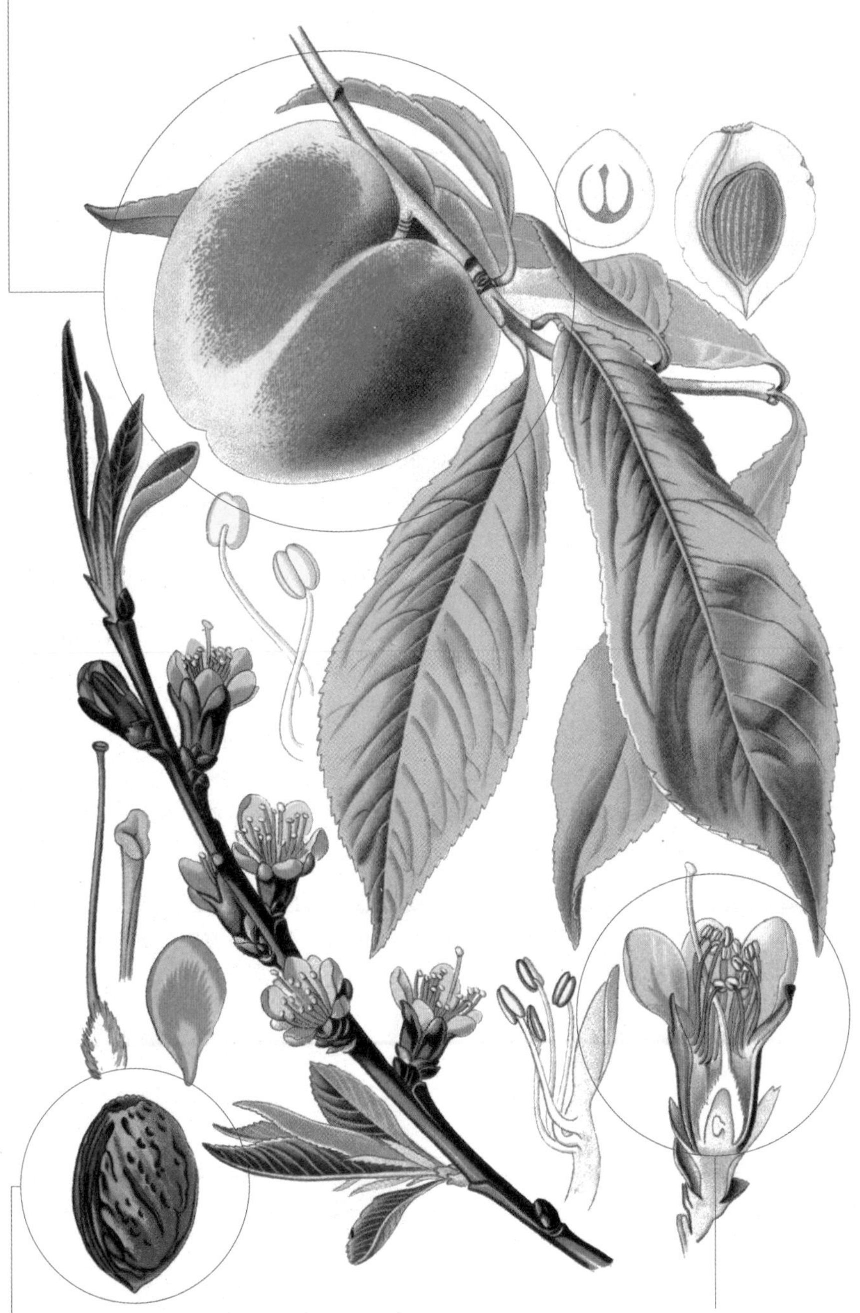

仁［性味］味苦、甘，性平，无毒。
［主治］主瘀血血闭，腹内积块，杀小虫。

花［性味］味苦，性平，无毒。
［主治］使人面色润泽。

入药用，这大概是外不足而内有余吧。

李时珍说：桃仁行血，宜连皮、尖生用。润燥活血，宜汤浸去皮、尖炒黄用。或与麦麸同炒，或烧存性，各随方选择。双仁的有毒，不能食用。

[主治] 止咳逆上气，消心下坚硬，疗突然出血，通月经，止心腹痛。(《名医别录》)

治血结、血秘、血燥，通润大便，破瘀血。(张元素)

杀三虫。每晚嚼一枚和蜜，用来涂手和脸，效果好。(孟诜)

主血滞，风痹，骨蒸，肝疟寒热，产后血病。(李时珍)

百草堂

相传很久以前，在北方的一个小山村里住着两个年轻人。小伙子勤劳勇敢，姑娘聪慧美丽。两个人从小一起长大，青梅竹马、情投意合。可姑娘本是玉帝的花仙子，不久就会飞升化仙。两人虽然相爱，却终归不能在一起。

姑娘知道自己的身世后，怕自己的离去会刺伤小伙子的心。于是便告诉小伙子，自己不喜欢他，要他死心。之后就再也不去见他。小伙子心灰意冷，却又按捺不住对姑娘的爱。一次，小伙子找到姑娘，掏出自己的心给姑娘看，姑娘也掏出自己的心，于是两人相依而死。村民们感慨于他俩的深情，将他俩合葬在一起。后来看到他俩的墓地上长出了一棵小树，树上开满了粉红的花朵。小伙子化作树干，姑娘化作桃花，村民把这棵树叫作桃树。姑娘的灵魂升天，由于她贪恋人间真情，王母娘娘念其真情可贵，封其为桃花娘娘，专事人间爱情和求嗣。

当年夏天，人们惊奇地发现桃树上结满了鲜果，它像是两颗心紧紧地重叠在一起。从那年以后，人们总是用桃花象征爱情，用坚硬的桃木做桃符避邪！

中品

动物篇

DONGWUPIAN

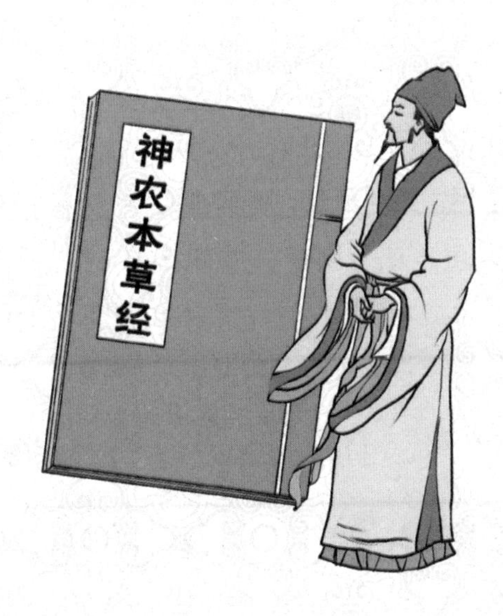

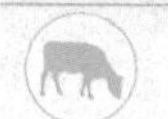

鹿茸 ▸中品 动物篇

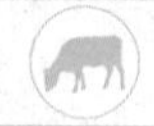

【原文】

鹿茸，味甘，温。主漏下恶血，寒热，惊痫，益气强志，生齿，不老。角，主恶疮、痈肿，逐邪恶气，留血在阴中。

【译文】

鹿茸，味甘，性温。主治女子漏下恶血，身体恶寒发热，惊痫，具有补益元气、增强记忆力、牙齿生长、延缓衰老的功效。鹿角，主治恶疮，痈肿，能逐除邪恶污秽之气，消散阴道中的瘀血。

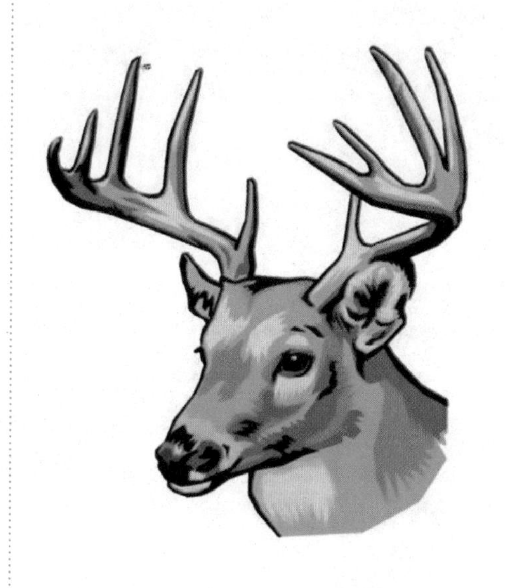

【集解】

〔时珍曰〕鹿，处处山林中有之。马身羊尾，头侧而长，高脚而行速。牡者有角，夏至则解，大如小马，黄质白斑，俗称马鹿。牝者无角，小而无斑，毛杂黄白色，俗称麀鹿，孕六月而生子。

［气味］甘，温，无毒。

［主治］漏下恶血，寒热惊痫，

对症下药

病症	配方	功效
腰痛阴痿	鹿茸同牛膝、杜仲、地黄、山茱萸、补骨脂、巴戟天、山药、肉苁蓉、菟丝子	补肾壮阳
腰痛不能转侧	鹿茸同菟丝子、小茴香、羊肾丸	补精髓，助肾阳，强筋健骨
眩晕，眼常黑花，见物为二	鹿茸，每服半两，用无灰酒三盏，煎至一盏，去滓，入麝香少许服	补气血，益精髓，益气强志

益气强志，生齿不老。（《神农本草经》）

疗虚劳，洒洒如疟，羸瘦，四肢酸疼，腰脊痛，小便数利，泄精溺血，破瘀血在腹，散石淋痈肿，骨中热疽，养骨安胎下气，杀鬼精物，久服耐老。不可近丈夫阴，令痿。（《名医别录》）

补男子腰肾虚冷，脚膝无力，夜梦鬼交，精溢自出，女人崩中漏血，赤白带下，炙末，空心酒服方寸匕。（甄权）

生精补髓，养血益阳，强筋健骨，治一切虚损，耳聋目暗，眩晕虚痢。（时珍）

[**发明**]〔时珍曰〕按《澹寮方》云：昔西蜀要市中，尝有一道人货斑龙丸，一名茸珠丹。每大醉高歌曰：尾闾不禁沧海竭，九转灵丹都漫说。唯有斑龙顶上珠，能补玉堂关下穴。朝野遍传之。其方盖用鹿茸、鹿角胶、鹿角霜也。又戴原礼《证治要诀》：治头眩晕，甚则屋转眼黑，或如物飞，或见一为二，用茸珠丹甚效。或用鹿茸半两，无灰酒三盏，煎一盏，入麝香少许，温服亦效。云茸生于头，类之相从也。

百草堂

从前，有三兄弟，老大为人尖刻毒辣；老二为人吝啬狡诈；老三为人忠厚老实、勇敢勤劳，受到人们的称赞。父母死后，他们便分了家。

有一天，兄弟三人相约，一起去森林里打猎。老三勇敢地走在前面，老二胆小走在中间，老大怕死跟在后边。后来他们发现一只长着嫩角的鹿，老三一枪打中鹿头。鹿死了，兄弟三人分战利品。狡猾的老大和老二说老三打到的是鹿头应该得头，而他们两个分鹿身。忠厚的老三争不过他们只好提着一个没有肉的鹿头回家了。

老三将鹿头带回家后，借来一口大锅，将鹿头放进锅里。由于太少，鹿角也不像过去那样砍下来扔掉了，都放进去，熬成了一锅骨头汤。老三把汤给寨子里的每个乡亲都端去一碗。喝了鹿头汤的人，个个全身发热，手脚好像有使不完的劲，人也强壮了。

有经验的老人想，原来吃鹿肉从没吃过鹿角在一起做的，所以没有这种现象，而这次老三把一对嫩角都放进去煮了，所以效果截然不同。以后，人们反复试了几次，证明嫩鹿角确实有滋补身子的功效！因为嫩鹿角上长有很多茸毛，大家就把这种大补药叫作鹿茸了。

犀角 ▸中品 动物篇

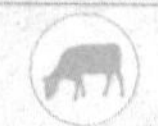

【原文】

犀角，味苦，寒。主百毒虫疰，邪鬼，瘴气，鸩羽、蛇毒，除邪不迷惑、久服轻身。生山谷。

【译文】

犀角，味苦，性寒。主治多种毒邪所致的蛊毒、鬼疰，驱除鬼邪，瘴气，解除钩吻、鸩羽、蛇毒等剧毒，使人神志清楚，不做噩梦。长期服用能令身轻体捷。生活在山中的深谷处。

【集解】

苏颂说：犀像水牛，猪头、大腹、矮脚。脚像大象，有三蹄，黑色。舌上有刺，喜欢吃荆棘。皮上每一毛孔生三根毛，像猪。有一角、二角、三角的犀牛。

李时珍说：犀牛出自西番、南番、滇南和交州等地。有山犀、水犀、兕犀三种。又有毛犀与其相似。山犀生活在山林中，人们常常猎得。水犀出入水中，最为难得。山犀和水犀都有二角，鼻角长而额角短。水犀皮有串珠样鳞甲，而山犀没有。

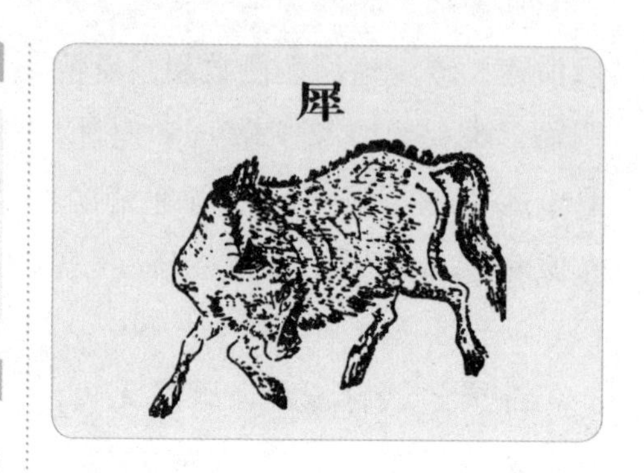

兕犀即雌犀，头顶只长有一角，纹理细腻，斑白分明，不可入药。一般，雄犀角纹理粗，而雌犀纹理细。犀角纹理如鱼子形，称为粟纹。纹中有眼，称为粟眼。黑中有黄花的为正透，黄中有黑花的为倒透，花中还有花的为重透，以上这些都叫通犀，是上品。花像椒豆斑状的次之，乌犀纯黑无花的为下品。

徐之才说：与松脂相使。恶雷丸、藋菌。

李时珍说：与升麻相使。恶乌头、乌喙。

[主治] 治伤寒温疫，头痛寒热，各种毒气。(《名医别录》)

避中恶毒气，镇心神，解高热，散风毒。治发背痈疽疮肿，化脓成水，

治疗流行性疾病，发热如火烧，烦闷，毒入心中，狂言妄语。（《药性本草》）

治心烦，止惊，镇肝明目，安五脏，补虚劳，退热消痰，解山溪瘴毒。（《日华诸家本草》）

主风毒攻心，发热胸闷，赤痢，小儿发痘，风热惊痫。（《海药本草》）

烧灰用水送服，治卒中恶心痛，饮食中毒，药毒热毒，筋骨中风，心风烦闷，中风失音。用水磨汁服，治小儿惊热。山犀、水犀，功用相同。（孟诜）

磨汁服，治吐血、鼻出血、下血及伤寒蓄血、发狂谵语、发黄发斑、痘疮稠密、内热黑陷，或不结痂，能泻肝凉心、清胃解毒的作用。（李时珍）

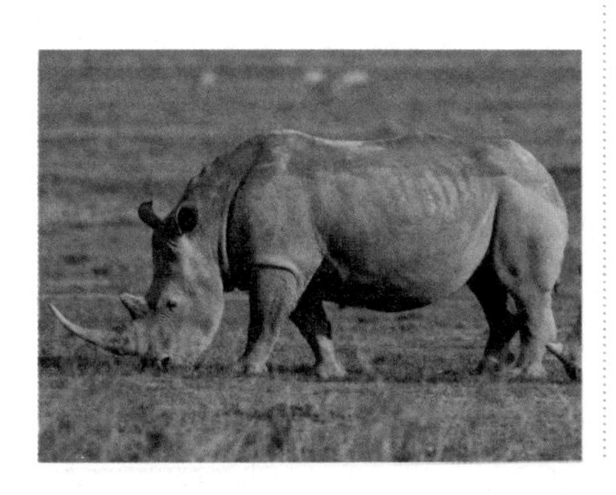

百草堂

犀角一直被认为有辟邪之用，《神农本草经》中说其能除“邪鬼，瘴气”，《淮南子》记载：有人将犀角置于狐狸洞中，狐狸见后不敢回洞。

相传燃烧犀角可以照妖，温峤燃犀角之典故，流传至今。温峤为西晋重臣，任骠骑将军，晋江州刺史、平南将军，镇守武昌，被封为始安郡公，文采斐然。温峤曾大败王含、钱凤、苏峻等的叛乱，后来返回自己的藩镇。经过武昌时，来到一处叫牛渚矶的地方，这里水深不可测，传言有许多怪物出没，温峤于是点燃犀角。不一会儿，就看到许多奇形怪状、乘着马车穿红色衣服的水族出现在眼前。温峤回来后夜里梦到有人对他说：“与君幽明两隔，何为相照也？”言辞之中非常不满。后来温峤的牙痛病复发，拔牙时中风，回到藩镇没过多久便去世了，据说是水族鬼怪的报复。后人用“犀照牛渚”或“犀燃烛照”等来喻洞察幽微。

对症下药

病症	配方	功效
风热惊痫	犀角同丹砂、琥珀、金箔、天竺黄、牛黄、钩藤、羚羊角、珠麝	清热凉肝息风
血热痘病	犀角同生地、红花、麦门冬、紫草、白芍、牛蒡子	凉血散血，泻火解毒

牛黄 ▸中品 动物篇

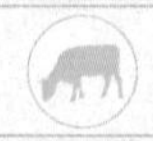

【原文】

牛黄，味苦，平。主惊、痫，寒热，热盛狂痓，除邪逐鬼。生平泽。

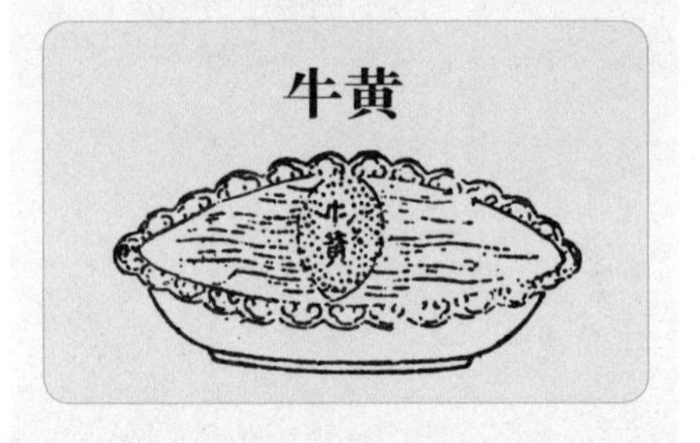

【译文】

牛黄，味苦，性平。主治惊恐、癫痫，身体恶寒发热，高烧使人发狂、四肢及全身筋脉强急痉挛，能祛邪安神。生活在平地的水草丛生之处。

【集解】

〔颂曰〕今出登、莱州。他处或有，不甚佳。凡牛有黄者，身上夜有光，眼如血色，时复鸣吼，恐惧人。又好照水，人以盆水承之，伺其吐出，乃喝迫，即堕下水中，取得阴干百日。一子如鸡子黄大，重叠可揭折，轻虚而气香者佳。然人多伪之，试法但揩摩手甲上，透甲黄者为真。

［**性味**］苦，平，有小毒。

［**主治**］惊痫寒热，热盛狂痓，除邪逐鬼。(《神农本草经》)

疗小儿百病，诸痫热，口不开，大人狂癫，又堕胎。久服，轻身增年，令人不忘。(《名医别录》)

主中风失音口噤，妇人血噤惊悸，天行时疾，健忘虚乏。(《日华诸家本草》)

安魂定魄，辟邪魅，卒中恶，小儿夜啼。(甄权)

益肝胆，定精神，除热，止惊痫，辟恶气，除百病。(孙思邈)

清心化热，利痰凉惊。(宁原)

痘疮紫色，发狂谵语者可用。(李时珍)

［**发明**］〔李杲曰〕牛黄入肝，治筋病。凡中风入脏者，必用牛、雄、脑、麝之剂，入骨髓，透肌肤，以引风出。若风中腑及血脉者用之，恐引风邪流入于骨髓，如油入面，

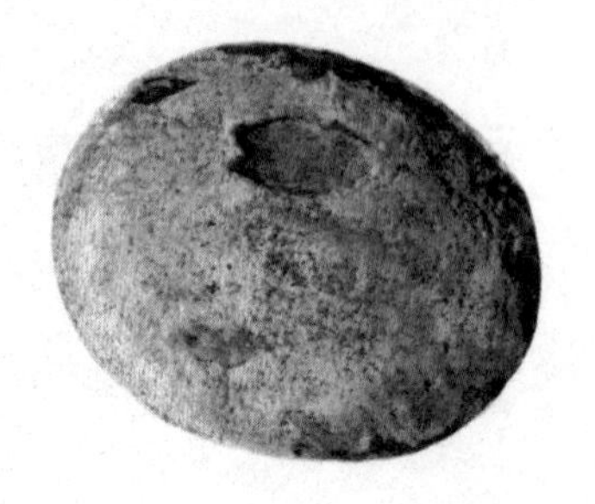

莫之能出也。

〔时珍曰〕牛之黄，牛之病也。故有黄之牛，多病而易死。诸兽皆有黄，人之病黄者亦然。因其病在心及肝胆之间，凝结成黄，故还能治心及肝胆之病。正如人之淋石，复能治淋也。按《宋史》云：宗泽知莱州，使者取牛黄。泽云：方春疫疠，牛饮其毒则结为黄。今和气流行，牛无黄矣。观此，则黄为牛病，尤可征矣。

百草堂

战国时期，名医扁鹊在渤海一带行医。一日，扁鹊为邻居故阳文锻制了一块青礞石，准备研末做药治他的中风偏瘫。这时，门外传来一阵喧闹声，扁鹊问其究竟，原来是阳文家中养了十几年的黄牛，不知何故，近两年来日见消瘦，不能耕作。故阳文的儿子阳宝请人把牛宰杀了。阳宝在牛胆里发现一块石头，扁鹊对此石头颇感兴趣，嘱咐阳宝将石头留下。阳宝于是随手和桌上的青礞石放在一起。

正在这时，阳文的病又发作起来。扁鹊赶来，见阳文双眼上翻，喉中辘辘痰鸣，肢冷气促，十分危急。他叮嘱阳宝去把桌上那块礞石拿来。阳宝气喘吁吁地拿来药，扁鹊也未细察，很快研为细末，取用五分给阳文灌下。不一会，病人停止了抽搐，气息平静，神志清楚。扁鹊回到屋里，发现礞石仍在桌上，而那块结石不见了，忙问家人何人动了结石。家人回答是阳宝按他的吩咐取走的。这个偶然的差错，使扁鹊深思：“难道牛的结石，也有豁痰定惊作用？”于是，他第二天有意将阳文的药里的青礞石改换为牛结石。3天后，阳文病势奇迹般地好转，不但止住了抽搐，而且偏瘫的肌体也能动弹了。

由于结石生于牛身，凝于肝胆而成黄，故称它为“牛黄”，又因为其有此神效，堪称一宝，牛属丑，于是又被人们称为“丑宝”。

羚羊角 ▸中品 动物篇

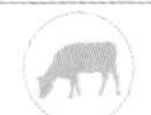

【原文】

羚羊角，味咸，寒。主明目，益气起阴，去恶血注下，辟蛊毒恶鬼不祥，安心气，常不魇寐。久服强筋骨轻身。生川谷。

【译文】

羚羊角，味咸，性寒。主要功效是增强视力，补益元气，治疗阳痿，逐除瘀血使之排出，辟除蛊毒恶鬼等秽恶之气，具有安心养气、改善睡眠的作用。长期服用能强筋壮骨、身体轻巧。生活在河流山谷地带。

百草堂

羚羊角是牛科动物赛加羚羊雄性的角，羚羊角属平肝息风、清热镇惊、解毒药。能治高热惊痫、神昏痉厥、子痫抽搐、癫痫发狂等症。

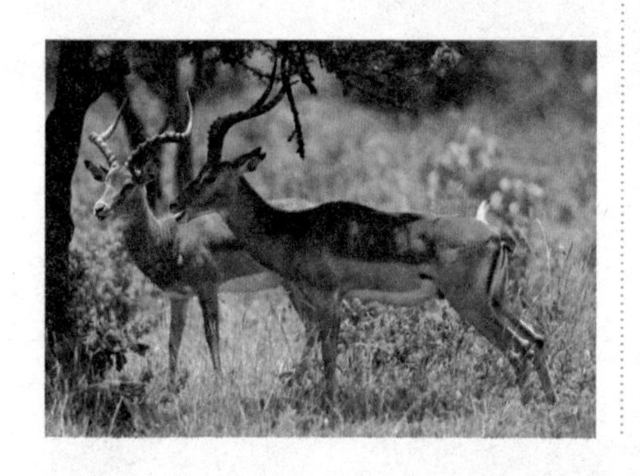

羚羊角除了药用价值外，还被赋予了一种诗意。宋代严羽《沧浪诗话·诗辨》中有"羚羊挂角，无迹可求"一语。传说中羚羊晚上睡觉的时候，与普通的牲畜、野兽不同，它会寻找一棵树，看准了位置就奋力一跳，用它的角挂在树杈上，这样可以保证整个身体是悬空的，别的野兽够不着它，也看不到它的形迹。关于羚羊挂角的出处，最早见于《埤雅·释兽》：羚羊夜眠以角悬树，足不着地，不留痕迹，以防敌患。

严羽《沧浪诗话·诗辨》说："诗者，吟咏情性也。盛唐诸人，唯在兴趣，羚羊挂角，无迹可求。故其妙处，透彻玲珑，不可凑泊。"引申开来，我们以"羚羊挂角"来比喻意境超脱，不着形迹。

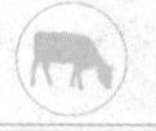

鳖甲 ▸中品 动物篇

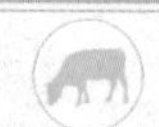

【原文】

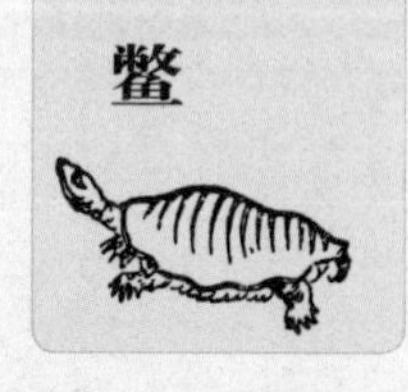

鳖甲，味咸，平。主心腹癥瘕，坚积寒热，去痞、息肉、阴蚀、痔、恶肉。生池泽。

【译文】

鳖甲，味咸，性平。主治胃脘部癥瘕，痞积坚硬引起的恶寒热，消除胀气滞留，去除息肉，男女阴部发炎，痔疮及坏死之肉。生活在水塘、湖泊及大海之中。

【集解】

李时珍说：鳖即甲鱼，可在水里和陆地生活，脊背隆起与胁相连，与龟同类。甲壳的边缘有肉裙。所以说，龟的肉在甲壳内；鳖的甲壳在肉里。鳖没有耳，借助眼睛来代替耳。鳖在水中时，水面上有鳖吐出的泡沫，叫鳖津。人们根据此液来捕捉它。鳖惧怕蚊子，活鳖被蚊子叮咬后即死，鳖甲又可用来熏蚊。这都是事物间的相互制约。

徐之才说：恶矾石、理石。

［主治］疗温疟、血瘕腰痛、小儿胁下肿胀。（《名医别录》）

消宿食，治虚劳瘦弱，除骨热、骨节间劳热、结滞壅塞，能下气，止妇人漏下、赤白带下，能祛瘀血。（甄权）

能去血气，破恶血，堕胎，消疮肿肠痈及跌损瘀血。（《日华诸家本草》）

能补阴补气。（朱震亨）

治久疟、阴毒腹痛，食积劳伤，斑痘烦闷气喘，小儿惊痫，妇人经脉不通，难产，产后阴脱，男子阴疮石淋。还可收敛疮口。（李时珍）

［发明］鳖甲为厥阴肝经血分之药。龟、鳖之类，功效各有侧重。鳖色青入肝，故所主的都是疟劳寒热、经水痈肿等厥阴血分之病。玳瑁色赤入心，故所主的都是心风惊热、伤寒狂乱、痘毒肿毒等少阴血分之病。秦龟色黄入脾，故所主的都是顽风湿痹等太阴血分之病。水龟色黑入肾，故所主的都是阴虚精弱、阴疟泻痢等少阴血分之病。介虫属阴类，所以都主阴经血分之病。

百草堂

清朝光绪皇帝自幼羸弱多病，青年时一天清晨，忽觉腰椎中间疼痛，俯仰皆痛，不能自已。次日晨起，腰椎左侧疼痛更重，稍一转动即觉满腰牵拉，疼痛难忍，其后竟一日甚于一日。官中太医绞尽脑汁为其治病，药吃了不少却未见一丝起色。光绪皇帝斥责太医道：“屡服汤剂，寸效全无，名医伎俩，不过如此，亦可叹矣。”后诏谕天下，征集贤士。民间医家听说皇帝的病连太官，声称能治光绪帝的病。他号脉之后，开出了一张药方。只见药方上画了一只鳖，其旁写道：将此背甲与知母、青蒿水煎服，连服一月。光绪帝半信半疑，便试服之，不想一个月后，他的病情果然有所好转。

道士何以能药到病除呢？主要是他看准了病情，能对症下药。原来光绪帝年幼时曾患肺结核，从症状上看，很可能是结核扩散转移到了腰椎引起腰椎疼痛。祖国医学称结核为“骨蒸”。这三味药中，知母滋肾降火，对阴虚骨蒸盗汗有良效；青蒿能清热降火，可退骨蒸劳热，也是治疗骨蒸的要药，而鳖甲在治疗骨蒸方面，更有独到的疗效。

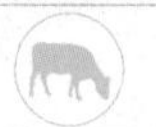

海蛤 ▸中品 动物篇

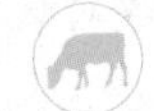

【原文】

海蛤，味苦，平。主咳逆上气喘息，烦满，胸痛寒热。一名魁蛤。生池泽。

【译文】

海蛤，味苦，性平。主治咳嗽气逆，哮喘，心中烦满，胸中疼痛，恶寒发热。又叫作魁蛤。生活在湖泊、大海当中。

[主治]疗阴痿。(《名医别录》)

主水满急痛，能利膀胱大小肠。(《唐注》)

主治水气浮肿，能下小便，疗项下瘿瘤。(甄权)

疗呕逆，胸胁胀急，腰痛五痔，妇人崩漏带下。(《日华诸家本草》)

止消渴，润五脏，治服丹石人生疮。(萧炳)

清热利湿，化痰饮，消积聚，除血痢，治妇人血瘀，疗伤寒反汗抽搐，中风瘫痪。(李时珍)

百草堂

相传宋徽宗年间，宫廷中有一名宠妃患了咳嗽，皇帝命令李御医在3日之内治好此病，否则就将他处斩。李御医惊慌失措地在家中苦思，忽听到门外有人叫卖：“咳嗽良药，一文一帖，其效如神。”李御医买了10帖，打算一试。第二天，李御医将此药交给皇妃服用，其效果很好，不出3日，皇妃的咳嗽就全好了。皇上也龙颜大悦，重赏了李御医。

此方是由青黛和海蛤壳这两味常用的药物配制而成的，又名黛蛤散。海蛤壳性味咸寒，有清热化痰、软坚散结的作用。用时将蛤壳置于新瓦之上煅烧，发红之后离火冷却研末，再配以青黛粉末混匀即可服用。

下品

植物篇

ZHIWUPIAN

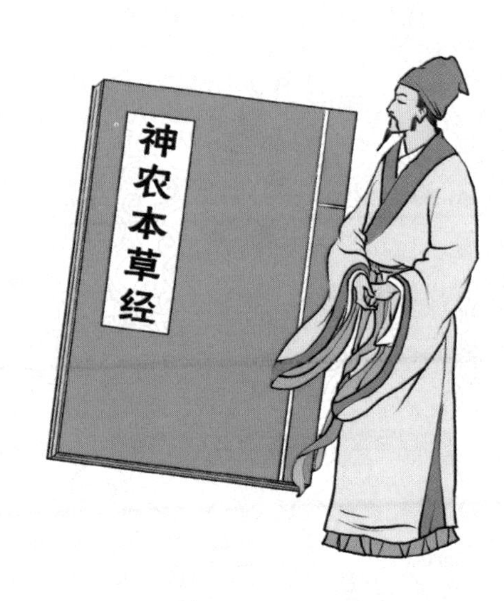

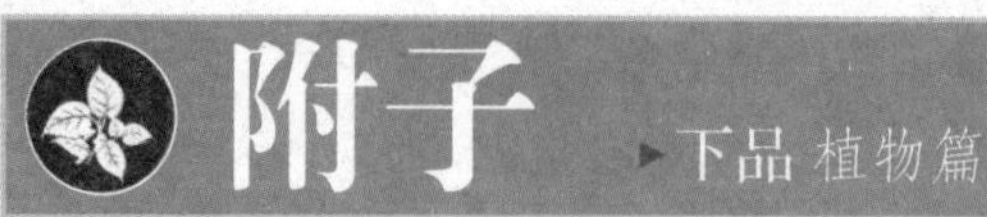

产地分布：分布四川、陕西、湖北、湖南、云南等省。

成熟周期：花期6—7月，果期7—8月。

形态特征：块根通常2个连生，纺锤形至倒卵形，外皮黑褐色，叶片卵圆形，中央裂片菱状楔形，裂片边缘有粗齿或缺刻。花丝下半部扩张成宽线形的翅。蓇葖果长圆形。

功　　效：回阳救逆，补火助阳，散寒除湿。

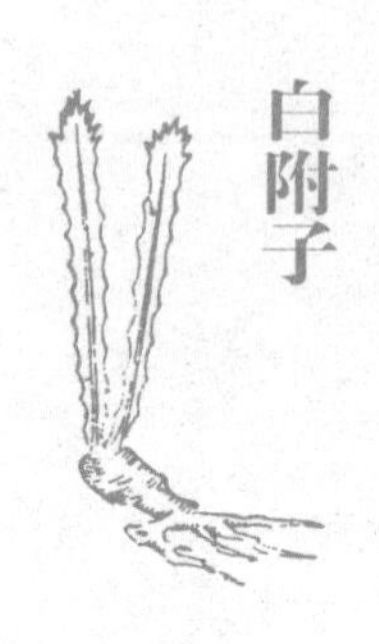

【原文】

附子，味辛，温。主风寒咳逆邪气，温中，金疮，破癥坚、积聚血瘕，寒躄躄，拘挛膝痛不能行步。生山谷。

【译文】

附子，味辛，性温。主治风寒引起的咳嗽气喘、邪气郁结，具有温补内脏，治疗金属创伤，破除癥坚，消除积聚、血瘕，治疗寒邪湿邪造成的下肢瘫软，拘挛、膝痛，不能行走。产于山中的深谷处。

【集解】

李时珍说：乌头有两种。出彰明者即附子之母，现在人叫它川乌头。它在春末生子，所以说春天采的是乌头。冬天已经生子，所以说冬天采的是附子。天雄、乌喙、侧子，都是生子多的，因象命名。出自江左、山南等地的，是现在人所说的草乌头。其汁煎为射罔。此草在十一月

花［性味］味苦，性温，有毒。
［主治］治寒湿痿痹，拘挛膝痛。

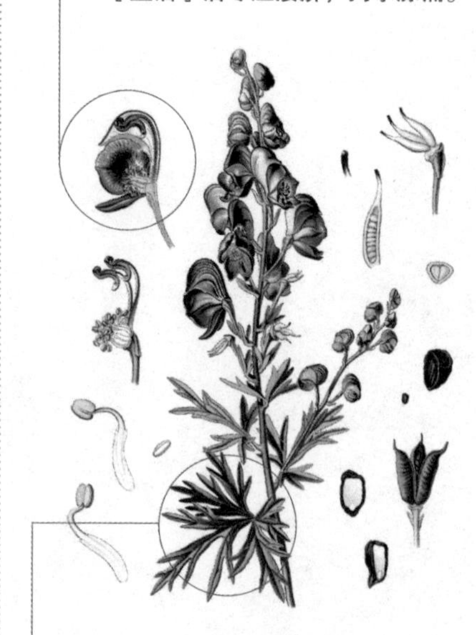

叶［性味］味苦，性温，有毒。
［主治］治腰脊风寒，脚疼冷弱，心腹冷痛。

播种，春天生苗。它的茎像野艾而润泽，叶像地麻而厚，花是紫瓣黄蕤，苞长而圆。四月采的，蜷缩而小，还没长好，九月采的才好。此物有七种，初种的是乌头，附乌头而旁生的是附子，左右附而偶生的是鬲子，附而长的是天雄，附而尖的是天锥，附而上出的是侧子，附而散生的是漏篮子，都有脉络相连，如子附母。附子的外形，以蹲坐正节角少的为好，有节多鼠乳的次之，形不正而伤缺风皱的为下。附子的颜色，以花白的为好，铁色的次之，青绿色的为下。天雄、乌头、天锥，都以丰实盈握的为好。

百草堂

附子是一味剧毒药，是毛茛科植物乌头的旁生块根，大辛大热，含有许多生物碱类，如乌头碱、次乌头碱、中乌头碱等。口服0.2毫克乌头碱，即可产生中毒症状，表现为口腔、咽喉部刺痛、烧灼感，口唇及舌头的麻木感，语言不流利，舌体不灵活；重者恶心、呕吐、腹痛、腹泻，头晕眼花，四肢肌肉强直，阵发性抽搐，牙关紧闭，甚至引起心室颤动、心源性休克而死亡。

据《汉书》记载，汉宣帝时期，大将军霍光的妻子想让自己的女儿做皇后，想法谋害当时的皇后许氏。许氏分娩之后，霍光的妻子就胁迫御医淳于衍利用服药的机会进行谋害。淳于衍暗中将捣好的中药附子带进宫中，偷偷掺和在许皇后要吃的药丸内。许皇后服药后不久，即感到全身不适，很快昏迷死亡。

半夏 ▸下品 植物篇

产地分布： 主产于南方各省区，东北、华北、长江流域诸省均有栽培。

成熟周期： 7—9月间采挖。

形态特征： 地下块茎球形。叶基生，叶片掌状三出，在叶柄或小叶分枝处着生珠芽，可作繁殖材料。由块茎生出的植株可抽出花茎，肉穗花序，外具有佛焰苞。浆果，嫩时绿色，熟时红色。

功　　效： 燥湿化痰，降逆止呕，消痞散结。

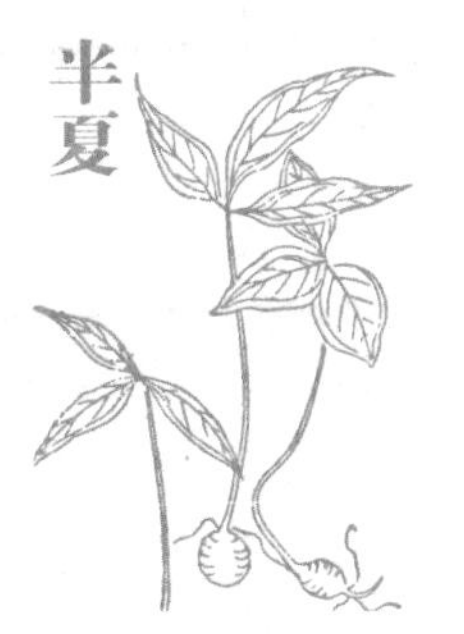

【原文】

半夏，味辛，平。主伤寒寒热心下坚，下气，喉咽肿痛，头眩，胸胀咳逆，肠鸣，止汗。一名地文，一名水玉。生川谷。

【译文】

半夏，味辛，性平。主治外感伤寒，身体恶寒发热，心腹间郁结坚硬之感，可使体内郁气下行，能治疗咽喉肿痛，头晕目眩，胸中胀满，咳嗽气逆，肠鸣，具有止汗的功效。又叫作地文、水玉。产于河流的谷地之处。

【集解】

陶弘景说：半夏以肉白的为好，不论陈久。

苏颂说：半夏各地都有，二月生苗一茎，茎端长三叶，浅绿色，很像竹叶，而生长在江南的像芍药叶。根下相重，上大下小，皮黄肉白。五月、八月采根，以灰裹二日，汤洗晒干。

［修治］李时珍说：将半夏洗去皮垢，用汤泡浸七日，每天换汤，晾干切片，用姜汁拌焙入药。或研为末，以姜汁入汤浸澄三日，沥去涎水，晒干用，称半夏粉。或研末以姜汁和成饼，晒干用，叫作半夏饼。

［性味］味辛，性平，有毒。

王好古说：半夏辛厚苦轻，为阳中之阴。入足阳明、太阴、少阳三经。

徐之才说：半夏与射干相使。恶皂荚。畏雄黄、生姜、干姜、秦皮、龟甲。反乌头。

张元素说：热痰佐以黄芩同用，风痰佐以南星同用，寒痰佐以干姜同用，痰痞佐以陈皮、白术同用。半夏多用则泻脾胃。各种血证及口渴者禁用，因其燥津液。孕妇不能用，

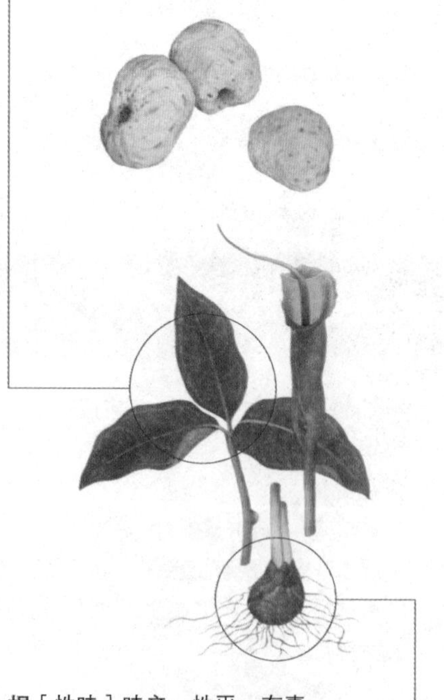

用生姜则无害。

[主治] 消心腹胸膈痰热满结，咳嗽上气，心下急痛坚痞，时气呕逆，消痈肿，疗萎黄，悦泽面目，堕胎。(《名医别录》)

消痰，下肺气，开胃健脾，止呕吐，去胸中痰满。生半夏:摩痈肿，除瘤瘿气。(甄权)

治吐食反胃，霍乱转筋，肠腹冷，痰疟。(《日华诸家本草》)

治寒痰，及形寒饮冷伤肺而咳，消胸中痞，膈上痰，除胸寒，和胃气，燥脾湿，治痰厥头痛，消肿散结。(张元素)

治眉棱骨痛。(朱震亨)

补肝风虚。(王好古)

除腹胀，疗目不得瞑，白浊梦遗带下。(李时珍)

[发明] 李时珍说：脾无留湿不生痰，故脾为生痰之源，肺为贮痰之器。半夏能主痰饮及腹胀，是因为其体滑而味辛性温。涎滑能润，辛温能散亦能润，所以行湿而通大便，利窍而泄小便。

百草堂

半夏含有生物碱，能引起呕吐，对局部有强烈刺激性，生食可使舌咽口腔麻木肿痛、流涎、张口困难，严重时可窒息。

相传宋代，广州知府杨立之喜用鹧鸪下酒，一天突然感到咽喉疼痛异常，不能饮食，服了几帖清热解毒方剂，不但没有效果，反而肿处破溃，脓血不止。于是请来名医杨吉老，杨吉老仔细询问了病情经过说："大人若要早愈，需先吃一斤生姜。"杨知府于是命人买来一斤生姜，洗净切片。当吃完一斤生姜后，咽喉脓血不见，喉肿也基本消退。杨立之不明所以，杨吉老告诉他："我得知你喜欢食鹧鸪。鹧鸪最爱吃半夏。你常用此下酒且数年如一日，所以半夏之毒积蓄在你体内，侵及咽喉。医书上说，生姜可攻半夏毒，所以我先用生姜清除半夏积毒，然后再用方剂扶正固本。"

对症下药

病症	配方	功效
痰厥中风	半夏同甘草、防风、生姜共用	燥湿化痰
风痰湿痰	半夏同神曲、南星、白术、枳实、姜汁共用	化痰息风
脾湿生痰，不思饮食	半夏同人参、白茯苓、白术、甘草、陈皮共用，名六君子汤	健脾和胃，降逆止呕

大黄 ▶下品 植物篇

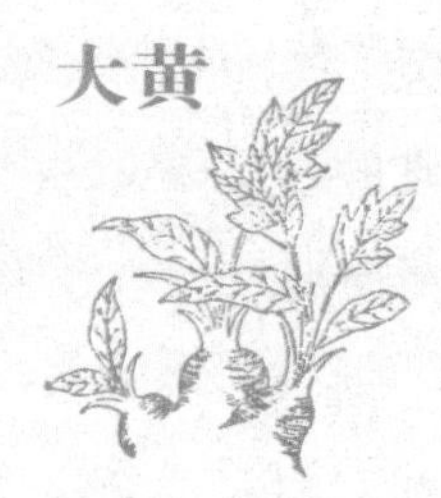

产地分布：分布于甘肃、青海、四川等地。

成熟周期：7月种子成熟后采挖。

形态特征：根叶片深裂，呈三角状披针形或狭线形。花序分枝紧密，向上直，紧贴秆茎。

功　　效：攻积滞，清湿热，泻火，凉血，祛瘀，解毒。

【原文】

大黄，味苦，寒。主下瘀血，血闭，寒热，破癥瘕、积聚，留饮宿食，荡涤肠胃，推陈致新，通利水谷，调中化食，安和五脏。生山谷。

【译文】

大黄，味苦，性寒。主要功效是驱除瘀血，治疗女子闭经，消除恶寒发热，破除癥瘕、积聚肿块，消解食物滞留、不消化，荡涤肠胃，促进新陈代谢，通利水谷，调中化食，使五脏安康和谐。产于山中的深谷处。

【集解】

吴普说：大黄生长在蜀郡北部或陇西。二月叶子卷曲生长，黄赤色，叶片四四相当，茎高三尺多。它三月开黄色花，五月结实黑色，八月采根。根有黄汁，切片阴干。

苏恭说：大黄的叶、子、茎都像羊蹄，但茎高达六七尺而且脆，味酸，叶粗长而厚。根细的像宿羊蹄，大的有碗大，长二尺。其性湿润而易蛀坏，烘干就好。

陈藏器说：用的时候应当区分，如果取深沉、能攻病的，可用蜀中像牛舌片坚硬的；如果取泄泻迅速、除积滞去热的，当用河西所产有锦纹的大黄。

［修治］陈藏器说：大黄有蒸的、生的、熟的，不能一概用之。

［性味］味苦，性寒，无毒。

张元素说：大黄味苦性寒，气味俱厚，沉而降，属阴。用之须酒浸煨熟，是寒因热用。大黄酒浸入太阳经，酒洗入阳明经，其余经不用酒。

李杲说：大黄苦峻下走，用于

下部疾患，必须生用。如果邪气在上，非酒不能到达病处，必须用酒浸引上至高处，驱热而下。

李时珍说：凡是病在气分以及胃寒血虚和妊娠产后，不要轻易使用。因大黄性苦寒，能伤元气、耗阴血。

［主治］可平胃下气，除痰实，肠间积热，心腹胀满，女子寒血闭胀，小腹痛，各种陈久瘀血凝结。（《名医别录》）

通女子月经，利水肿，利大小肠，贴热肿毒，小儿寒热时疾，烦热蚀脓。（甄权）

宣通一切气，调血脉，利关节，泄壅滞水气，温瘴热疟。（《日华诸家本草》）

泻各种实热不通，除下焦湿热，消宿食，泻心下痞满。（张元素）

主下痢赤白，里急腹痛，小便淋沥，实热燥结，潮热谵语，黄疸，各种火疮。（李时珍）

［发明］李时珍说：大黄是足太阴、手足阳明、手中厥阴五经血分之药。凡病在五经血分者，适宜使用。如果病在气分而用大黄，是诛伐无过。泻心汤治疗心气不足、吐血、衄血，是真心之气不足，而手厥阴心包络、足厥阴肝、足太阴脾、足阳明胃之邪火有余。虽然说是泻心，实际是泻四经血中的伏火。

百草堂

在古代的宫廷用药中除了人们熟知的人参、鹿茸、燕窝等高级补品外，其实应用最多的就是大黄了。宫廷医案中，大黄应用之广泛，炮制之讲究，剂量之斟酌，用法之多样，配伍之精当，堪称之最，成为一味“出将入相”的良药。

大黄在宫廷中的使用历史可追溯到南北朝时期。当时有一位叫姚僧坦的名医，用单味大黄治好了梁元帝的

对症下药

病症	配方	功效
心气不足吐血衄血	大黄二两，黄连、黄芩各一两，加水三升，煮取一升，热服取利	凉血止血
痰引起的各种疾病	大黄八两，生黄芩八两，沉香半两，青礞石（二两），焰硝（二两），同入砂罐中密封、煅红、研细。取末用水调和制成梧子大的药丸，常服	清热利湿，化痰止咳
产后血块	大黄末一两，头醋半升，熬膏做成梧子大的丸子，每服五丸，温醋化下	祛瘀通经，行瘀

心腹疾。在宫廷处方中，上至皇帝、太后，下至宫女、太监，不论是花甲老人还是垂髫小儿，凡有里滞内存（积食），或实火血热，或瘀滞经闭等症状，御医在处方时常将大黄作为重要的药物。

多数人只知道大黄具有泻下作用，其实用量得当，大黄还具有补益作用。我国古代名医张子和就曾说过："阴虚则补之以大黄。"御医每为皇后、嫔妃、宫女治疗月经、月经延期等，所开处方药中常用大黄。慈禧常服的"通经甘露丸"也有熟大黄成分。

花［性味］味苦，性寒，无毒。
［主治］通利水谷，调中化食，安和五脏。
叶［性味］味苦，性寒，无毒。
［主治］能下瘀血，除寒热，破肿块。

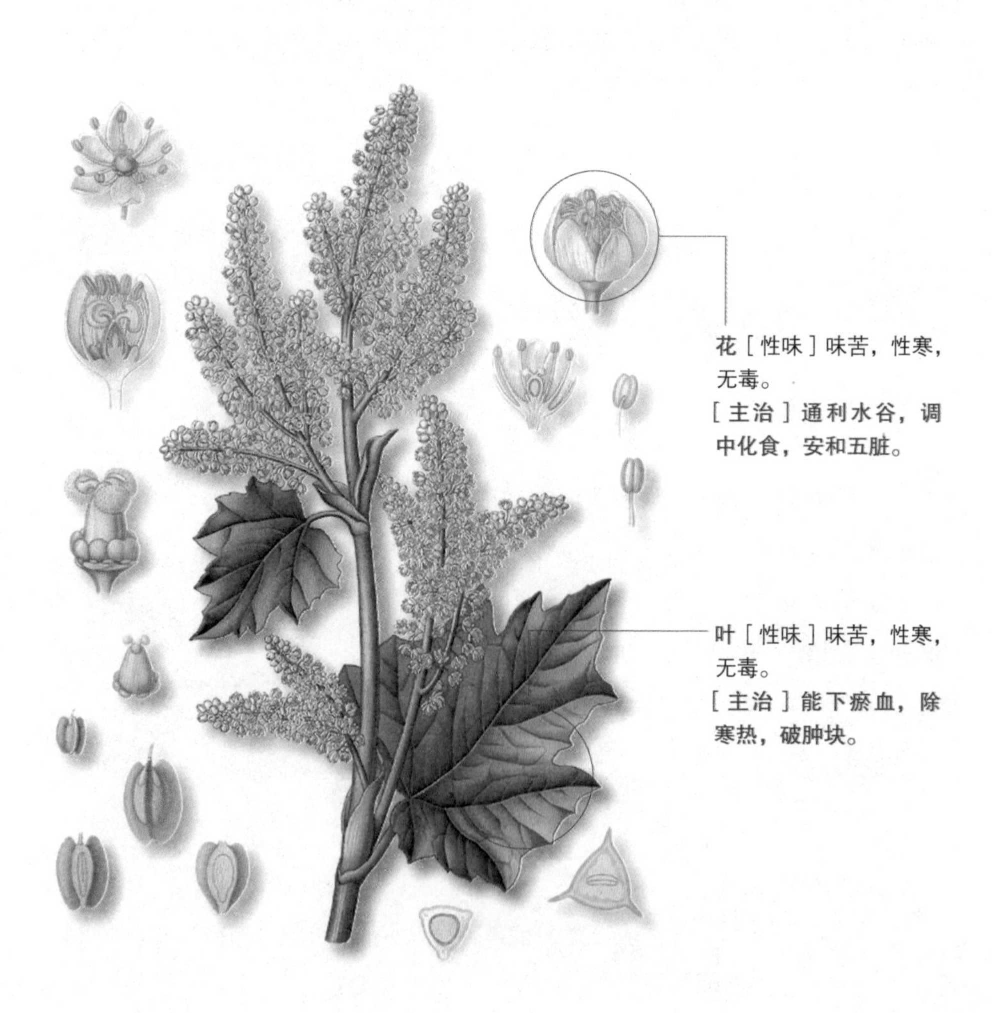

葶苈

▶下品 植物篇

产地分布：分布于东北、华北、西北、华东、西南等地。

成熟周期：翌年4月底5月上旬采收。

形态特征：茎直立，或自基部具多数分枝，被白色微小头状毛。基生叶有柄；叶片狭匙形或倒披针形，一回羽状浅裂或深裂，先端短尖，边缘有稀疏缺刻状锯齿，基部渐狭；茎生叶披针形或长圆形。

功　　效：泻肺降气，祛痰平喘，利水消肿，泄逐邪。

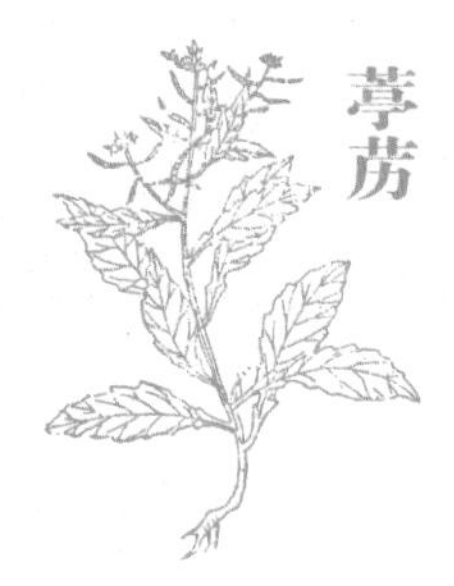

【原文】

葶苈，味辛，寒。主癥瘕积聚结气，饮食寒热，破坚逐邪，通利水道。一名大室，一名大适。生平泽及田野。

【译文】

葶苈，味辛，性寒。主治气血积聚形成的肿块，饮食不调，身体恶寒发热，具有破除坚积，逐除邪气，通利水道。又叫作大室、大适。产于平地水草丛生处以及田野上。

【释名】

又名：丁历、大室、大适、狗荠。

【集解】

《名医别录》载：葶苈生长在藁城平原沼泽及田野，立夏后采实，阴干。

陶弘景说：葶苈现在各处都有。

花 [性味] 味辛，性寒，无毒。
[主治] 利膀胱水湿，伏留热气。
子 [性味] 味辛，性寒，无毒。
[主治] 主治腹部肿块、结气，饮食寒热。

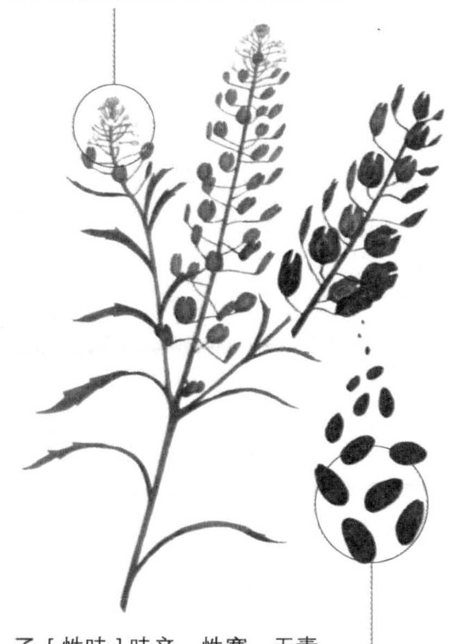

葶苈子细黄很苦，用的时候要煎熬。

苏颂说：葶苈初春生苗叶，高六七寸，像荠。它的根为白色，枝茎都为青色。三月开花，微黄，结角，种子扁小像黍粒，微长，呈黄色。

李时珍说：葶苈有甜、苦两种。狗荠味微甘，即甜葶苈。

[**性味**] 味辛，性寒，无毒。

张仲景说：葶苈敷头疮，药气入脑，杀人。

徐之才说：葶苈子与榆皮相使，得酒良，恶白僵蚕、石龙芮。

李时珍说：宜配大枣同用。

[**主治**] 利膀胱水湿，伏留热气，皮间邪水上出，面目水肿，身突然中风，热痱瘙痒，利小腹。久服令人虚弱。(《名医别录》)

疗肺壅上气咳嗽，止喘促，除胸中痰饮。(《开宝本草》)

通月经。(李时珍)

[**发明**] 李杲说：葶苈大降气，与辛酸同用，以导肿气。《本草·十剂》载，泄可去闭，葶苈、大黄之属。此二味药都大苦寒，一泄血闭，一泄气闭。

李时珍说：葶苈甘苦二种，正如牵牛，黑白二色一样，急、缓不同；又像壶卢，甘、苦二味，良、毒也异。一般甜的下泄性缓，虽泄肺却不伤胃；苦的下泄性急，既泄肺也易伤胃，所以用大枣辅佐。然而肺中水气积满喘急者，非此不能除。只是水去则停药，不可过多服用。

百草堂

葶苈别名北葶苈子、甜葶苈子、辣辣菜、丁苈、大室、大适、狗荠。为十字花科植物独行菜、北美独行菜或播娘蒿的种子。治疗肺壅喘急，痰欬咳嗽，水肿胀满。

对症下药

病症	配方	功效
遍身肿满	苦葶苈（炒）四两，研成末，与枣肉和成梧子大的丸子，每服十五丸，桑白皮汤送下，一天三次	利水消肿
肺湿痰喘	甜葶苈炒，研末，加枣肉和成丸子服下	祛痰平喘
头风疼痛	葶苈子研为末，煮汤淋汁洗头，三四次即愈	泻肺降气

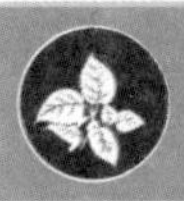

桔梗

▸下品 植物篇

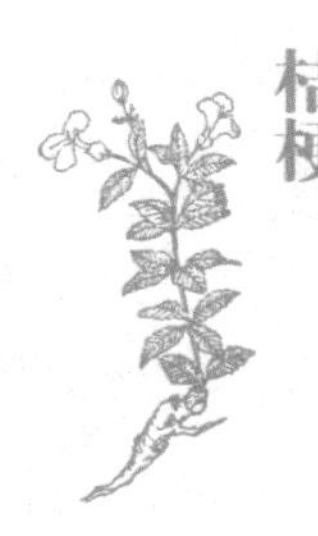

产地分布：主产安徽、江苏、湖北、河南。

成熟周期：花期 7—9 月，果期 8—10 月。

形态特征：根长纺锤形，长 6 ~ 20 厘米，表面淡黄白色，有扭转纵沟及横长皮孔斑痕。

功　　效：宣肺，利咽，祛痰，排脓。

【原文】

桔梗，味辛，微温。主胸胁痛如刀刺，腹满肠鸣幽幽，惊恐，悸气。生山谷。

【译文】

桔梗，味辛，性微温。主治胸胁如刀刺般疼痛，腹中胀满，肠鸣不断，惊恐，心悸。产于山中的深谷处。

【集解】

《名医别录》载：桔梗长于嵩高山谷及冤句，二、八月采根晒干用。

陶弘景说：附近各地都有桔梗，二三月长苗，可煮来食用。桔梗治疗蛊毒的效果明显，俗方中用本品叫荠苨。现在还有一种荠苨，能解药毒，与人参很相似，可以假乱真。荠苨叶和桔梗叶很像，但荠苨叶下光滑润泽无毛，且不像人参叶那样对生。这是它们相区别的地方。

苏颂说：现在到处都有桔梗。它的根像小指般大小，黄白色，春季长苗，茎高一尺多，叶像杏叶，呈长椭圆形，四叶对生，嫩时也可煮来食用。夏天开紫碧色小花，很像牵牛花，秋后结子。八月采根，根为实心。如果无心的是荠苨。关中产的桔梗，根是黄皮，像蜀葵根。茎细，色青。叶小，青色，像菊叶。

[修治] 李时珍说：现在只刮去桔梗根表面的浮皮，用米泔水浸一夜，切片微炒后入药用。

[性味] 味辛，性微温，有小毒。

李时珍说：应当是味苦、辛，性平为妥。

徐之才说：桔梗节皮相使，畏白及、龙眼、龙胆草，忌猪肉。与牡蛎、远志同用，治疗恚怒。与消石、石膏同用，治伤寒。

[主治] 利五脏肠胃，补血气，除寒热风痹，温中消谷，疗咽喉痛，除蛊毒。(《名医别录》)

治下痢，破血行气，消积聚、痰涎，去肺热气促嗽逆，除腹中冷痛，主中恶以及小儿惊痫。(甄权)

下一切气，止霍乱抽筋，心腹胀痛。补五劳，养气，能除邪气，辟瘟，破癥瘕、肺痈，养血排脓，补内漏，治喉痹。(《日华诸家本草》)

利窍，除肺部风热，清利头目，利咽喉。治疗胸膈滞气及疼痛。除鼻塞。(张元素)

治寒呕。(李杲)

治口舌生疮、目赤肿痛。(李时珍)

[发明] 朱震亨说：干咳为痰火之邪郁在肺中，宜用苦桔梗开郁。痢疾腹痛为肺气郁在大肠，也宜先用苦桔梗开郁，后用治痢药。因桔梗能升提气血，所以治气分药中适宜使用。

花 [性味] 味辛，性微温，有小毒。
[主治] 治口舌生疮、目赤肿痛。
叶 [性味] 味辛，性微温，有小毒。
[主治] 利五脏肠胃，补血气，除寒热风痹。

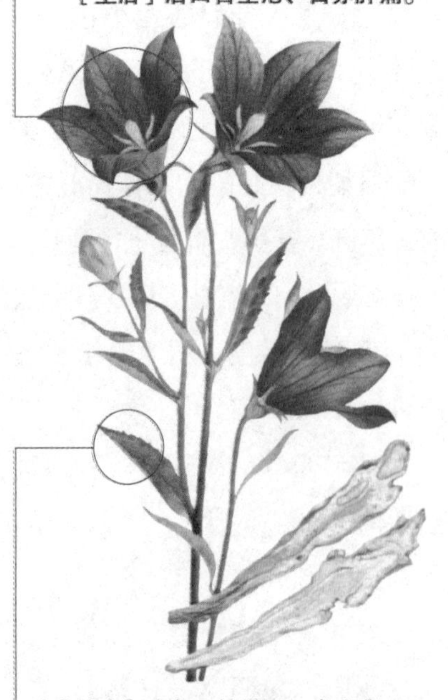

百草堂

桔梗在朝鲜语中叫作“道拉基”。

传说，在朝鲜的一户穷苦人家中有一个美丽的女儿名叫道拉基。她与村里一位英俊的小伙子相恋。他们每天都一同上山砍柴、挖野菜，是村里最令人羡慕的一对。

可是村里有一个地主对道拉基的美貌觊觎已久，只是苦于无机会下手。一年饥荒，道拉基一家欠了地主的地租，于是地主便抓住时机逼迫道拉基父母以道拉基来抵债。小伙子知道了这个消息，愤怒地砍死了地主，自己也被关进死牢。道拉基悲痛不已，郁郁而死去。临终前，她要父母把自己埋葬在每天和小伙子一同上山的路上。

第二年夏天，姑娘的坟上开出一朵朵紫色的小花，人们叫它“道拉基”。这种美丽的小花就是桔梗。

对症下药

病症	配方	功效
胸满	桔梗、枳壳等分，加水二盅，煎取一盅，温服	开宣肺气，祛痰利气
伤寒腹胀	用桔梗、半夏、陈皮各三钱，生姜五片，加水二盅，煎取一盅服用	通利二便
肺痈咳嗽	用桔梗一两、甘草二两，加水三升，煮成一升，分次温服	排脓解毒
肝风致眼睛痛，眼发黑	取桔梗一斤、黑牵牛头末三两，共研成末，加蜜做成梧子大的丸子。每次用温水送服四十丸，一天二次	解毒

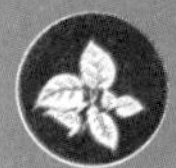

旋覆花

▶下品 植物篇

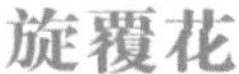

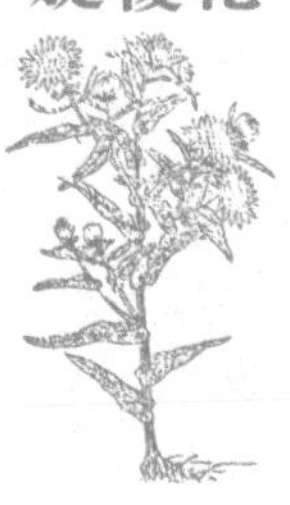

产地分布：我国北部、东北部、中部、东部各省。

成熟周期：果期9—11月。

形态特征：茎直立，不分枝。基生叶长于椭圆形，稍呈莲座丛状，茎生叶互生，无柄，叶片披针形、长椭圆状披针形或长椭圆形，茎上部叶半包茎，边缘有细齿，两面均有毛。

功　　效：降气消痰，行水止呕。

【原文】

旋覆花，味咸，温。主结气胁下满，惊悸，除水，去五脏间寒热，补中；下气。一名金沸草。一名盛椹。生平泽、川谷。

【译文】

旋覆花，味咸，性温。主治邪气聚积造成的胁下胀满，惊恐心悸，消除水湿，祛除五脏间的寒热邪气，补益内脏，使气下行。又叫作金沸草、盛椹。产于河流的谷地之处。

【集解】

《名医别录》载：旋覆生长在平泽川谷。五月采花，晒干，二十天成。

韩保昇说：旋覆的叶像水苏，花黄如菊，六月至九月采花。

李时珍说：此草的花像金钱菊。生长在水泽边的，花小瓣单；人们栽种的，花大蕊簇，这大概是土壤的贫瘠与肥沃造成的。它的根细白。

花

［修治］雷敩说：采得花，去蕊并壳皮及蒂子，蒸后晒干用。

［性味］味咸，性温，有小毒。

［主治］消胸上痰结，唾如胶漆，心胁痰水；膀胱留饮，风气湿痹，皮间死肉，利大肠，通血脉，益色泽。(《名医别录》)

主水肿，逐大腹，开胃，止呕逆不下食。（甄权）

行痰水，去头目风。（寇宗奭）

消坚软痞，治噫气。（王好古）

［发明］李时珍说：旋覆是手太阴肺、手阳明大肠经之药。它所治的各种病，功用不外乎行水下气，通血脉。李卫公说闻其花能损目。

百草堂

旋覆花又名金沸草、金钱花、滴滴金、盗庚、夏菊、戴椹。为菊科多年生草本植物旋覆花的头状花序，夏秋两季采收，生用或蜜炙用。以身干、朵大、金黄色，有白绒毛、无梗枝者为佳。具有消痰行水、降气止呕之功，适用于痰涎壅盛、咳嗽痰多、胸膈满闷、呕吐等。

花［性味］味咸，性温，有小毒。
［主治］主结气胁下满，惊悸，除水。
叶［主治］金疮，止血。

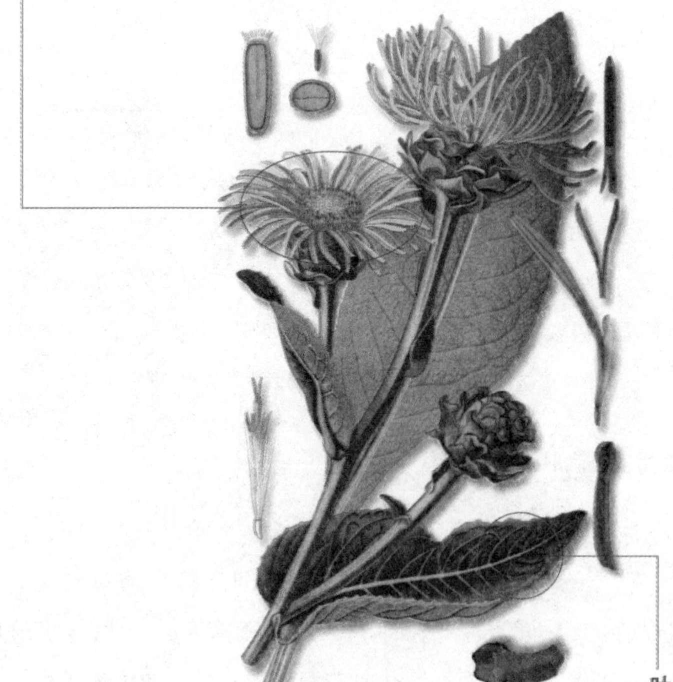

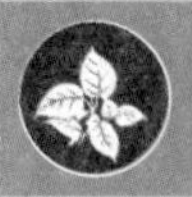

蜀漆

▶下品 植物篇

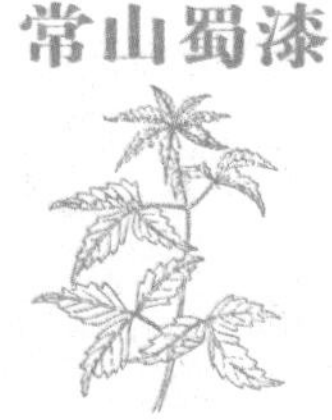

产地分布：分布于全国各地。

成熟周期：栽后2～3年收获，春、秋季挖掘根茎。

形态特征：根茎粗壮，横生，鲜黄色，呈不规则的结节状。

功　　效：清热解毒，祛痰利咽，消瘀散结。

【原文】

蜀漆，味辛，平。主疟及欬逆寒热，腹中癥坚、痞结积聚，邪气蛊毒、鬼疰。生川谷。

【译文】

蜀漆，味辛，性平。主治疟疾，咳嗽气喘，恶寒发热，腹中症结、结块聚积，邪气导致蛊毒，鬼疰。产于河流的谷地之处。

【集解】

徐之才说：与栝楼相使，恶贯众。

疗胸中邪结气，致吐去疾。(《名医别录》)

治瘴、鬼疟长时间不愈，温疟寒热，下肥气。(甄权)

能破血。洗去腥，与苦酸同用，导胆邪。(张元素)

苏颂说：常山、蜀漆为治疟最重要的药物。但不能多服，否则令人吐逆。

李时珍说：常山、蜀漆有劫痰截疟的作用，但须在发散表邪及提出阳分之后。用法得宜，效果神奇。用法不对，真气必伤。疟疾有六经疟、五脏疟、痰湿食积瘴疫鬼邪诸疟，必须分清阴阳虚实，不能一概而论。常山、蜀漆生用则上行必致呕吐，酒蒸炒熟用则气稍缓，少用不会导致呕吐。其得甘草则吐，得大黄则利，得乌梅、鲮鲤甲则入肝，得小麦、竹叶则入心，得秫米、麻黄则入肺，得龙骨、附子则入肾，得草果、槟榔则入脾。

百草堂

蜀漆又叫作恒山、鸡屎草、鸭屎草。为虎耳草科植物黄常山的嫩枝叶。除痰，截疟，消癥瘕积聚，功用与常山基本相同。

○对症下药○

病症	配方	功效
截疟	取常山三两放浆水三升中浸泡一夜，煎取一升。发病前一次服完，能吐为好	下气通肠
独寒不热	蜀漆、云母（煅三日三夜）、龙骨各二钱，同研末。每服半钱，临发病之时早晨一服，发病前再一服，浆水调下	暖肠
独热不冷	蜀漆一钱半、甘草一钱、麻黄二钱、牡蛎粉二钱，加水二杯，先煎麻黄、蜀漆，去沫，再将其余药倒入，煎至一杯，未发病前温服，得吐则疟止	驱寒

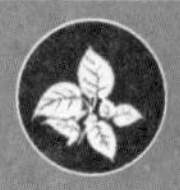

狼毒

▶下品 植物篇

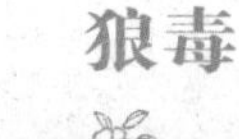

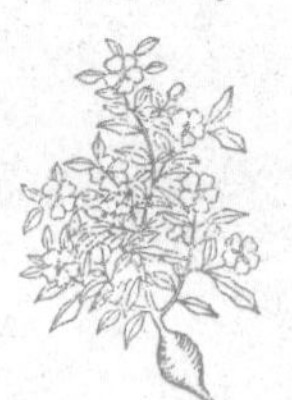

产地分布：分布于山中的深谷处。

主　　治：咳嗽气喘，破除邪气积聚形成的肿块，饮食积聚，身体恶寒发热，水肿，恶疮，鼠瘘，疽蚀疮，蛊毒，可毒杀飞禽走兽。

性　　味：味辛，性平。

功　　效：能散结、逐水、止痛、杀虫。

【原文】

狼毒，味辛，平。主欬逆上，破积聚，饮食寒热，水气，恶疮，鼠瘘，疽蚀，鬼精蛊毒。杀飞鸟走兽。一名续毒。生山谷。

【译文】

狼毒，味辛，性平。主治咳嗽气喘，破除邪气积聚形成的肿块，饮食积聚，身体恶寒发热，水肿，恶疮，鼠瘘，疽蚀疮，蛊毒，可毒杀飞禽走兽。又叫作续毒。产于山中的深谷处。

百草堂

狼毒为瑞香科狼毒属，多年生草本，花丛生，火红似海。狼毒根入药，有大毒，能散结、逐水、止痛、杀虫，主治水气肿胀、淋巴结核、骨结核；外用治疥癣、瘙痒，顽固性皮炎、杀蝇、杀蛆。因有毒，内服宜慎；体弱及孕妇忌服。

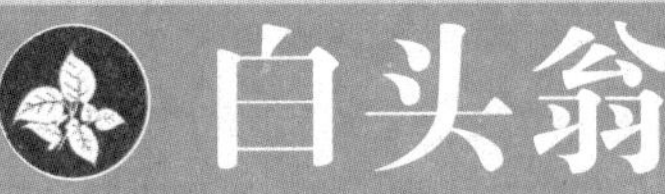

白头翁 下品 植物篇

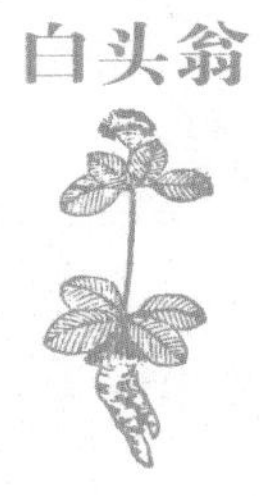

产地分布：主产华北、江苏、东北。

成熟周期：秋播或春播，4月下旬采种。

形态特征：呈类圆柱形或圆锥形，近根头处常有朽状凹洞。根头部稍膨大，有白色绒毛。

功　　效：清热解毒。

【原文】

白头翁，味苦，温。主温疟，狂易寒热，癥瘕积聚，瘿气，逐血止痛，金疮。一名野丈人，一名胡王使者。生山谷。

【译文】

白头翁，味苦，性温。主治温疟，精神狂乱、身体恶寒发热，破除邪气积聚形肿块，瘿气，消除瘀血疼痛，治疗金属创伤，又叫作野丈人、胡王使者。产于山中的深谷处。

【集解】

《名医别录》载：白头翁生长在高山山谷及田野，四月采摘。

苏恭说：白头翁抽一茎，茎的顶端开一朵紫色的花，像木槿花。

苏颂说：白头翁处处都有。它正月生苗，丛生，状似白薇而更柔细，也更长些。白头翁的叶生于茎头，像杏叶，上有细白毛而不光滑。近根处有白色的茸毛，根为紫色，深如蔓菁。

［性味］味苦，性温，无毒。

［主治］止鼻出血。(《名医别录》)

止毒痢。(陶弘景)

治赤痢腹痛，齿痛，全身骨节疼痛，项下瘰疬瘿瘤。(甄权)

主一切风气，能暖腰膝，明目消赘。(《日华诸家本草》)

百草堂

传说唐代诗人杜甫困守京华之际，生活异常艰辛，往往是："残杯与冷炙，到处潜悲辛。"一日早晨，杜甫喝下一碗两天前的剩粥，不久便呕吐不止，腹部剧痛难耐。但他蜗居茅屋，身无分文，根本无钱求医问药。这时，一位白发老翁刚好路过他家门前，见此情景，十分同情杜甫，询问完病情

对症下药

病症	配方	功效
热痢下重	用白头翁二两，黄连、黄柏、秦皮各三两，加水七升煮成二升。每次服一升，不愈可再服。妇人产后体虚痢疾者，可加甘草、阿胶各二两	凉血止痢
下痢咽痛	春夏季得此病，可用白头翁、黄连各一两，木香二两，加水五升，煎成一升半，分三次服	清热解毒
外痔肿痛	取白头翁捣碎外涂即可	活血止痛，凉血消肿

后说道："你稍待片刻，待老夫采药来为你治疗。"过不多久，白发老翁采摘了一把长着白色柔毛的野草，将其煎汤让杜甫服下。杜甫服完之后，病痛慢慢消除了，数日后痊愈。因"自怜白头无人问，怜人乃为白头翁"，杜甫就将此草起名为"白头翁"，以表达对那位白发老翁的感激之情。

叶［性味］味苦，性温，无毒。
［主治］主一切风气，能暖腰膝，明目消赘。
花［性味］味苦，性温，无毒。
［主治］止鼻出血。
根［性味］味苦，性温，无毒。
［主治］治温疟、癫狂寒热，癥瘕积聚瘿气。

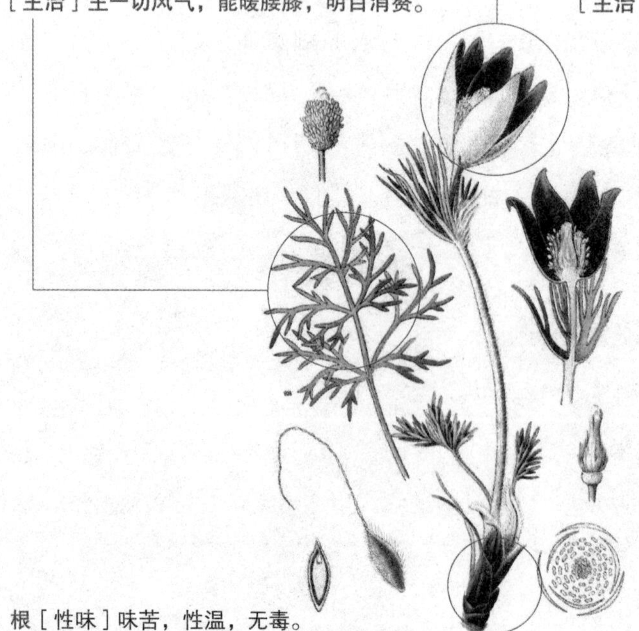

楝实

▶下品 植物篇

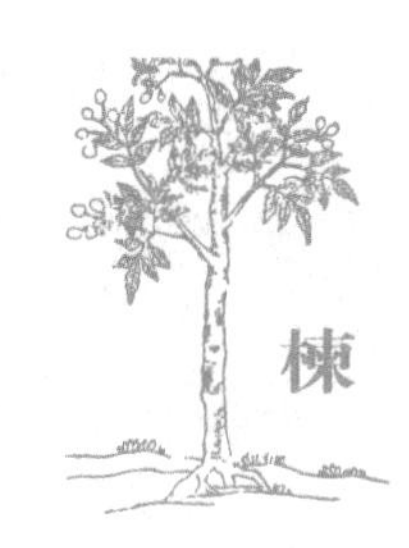

产地分布：分布于山中的深谷处。

主　　治：温病、伤寒、发高烧、心中烦闷、狂躁。可杀灭蛔、赤、蛲三种寄生虫，治疗疥疮。

性　　味：味苦，性寒。

功　　效：通利小便水道。

【原文】

楝实，味苦，寒。主温疾、伤寒大热，烦狂，杀三虫，疥疡，利小便水道。生山谷。

【译文】

楝实，味苦，性寒。主治温病、伤寒、发高烧、心中烦闷、狂躁，可杀灭蛔、赤、蛲三种寄生虫，治疗疥疮，具有通利小便水道的功效。产于山中的深谷处。

百草堂

楝实为楝木的果实，如同手指头大小，白色，有黏性，可以用来洗衣服。

据说曹雪芹的祖父曹寅为了纪念自己的父亲，种下楝树，修了座亭子叫楝亭，并且自己也号楝亭。他有一咏楝树的名句“紫雪溟蒙楝花老”。

楝实杀虫和通利水道的作用，但因其性寒，所以脾胃虚寒的人不宜服用。

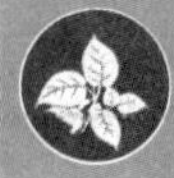

大戟

▶下品 植物篇

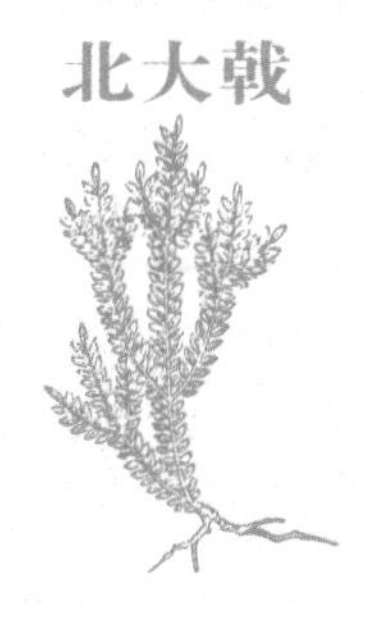

产地分布：分布于全国除新疆、广东、海南、广西、云南、西藏外各地。

成熟周期：5月采苗，2月、8月采根。

形态特征：全株含白色乳汁。根粗壮，圆锥形，有侧根。茎自上部分枝，表面被白色短柔毛。

功　　效：泄水逐饮，消肿散结。

【原文】

大戟，味苦，寒。主蛊毒，十二水腹满急痛，积聚，中风，皮肤疼痛，吐逆。一名邛钜。

【译文】

大戟，味苦，性寒。主治蛊毒，十二经的各种水肿症，腹中胀满紧痛，邪气积聚，中风，皮肤疼痛，呕吐。又叫作邛钜。

【集解】

韩保昇说：大戟苗像甘遂而高大，叶有白汁，花是黄色。它的根像细苦参，皮黄黑，肉黄白。五月采苗，二月、八月采根用。

李时珍说：大戟在平原沼泽上有很多。它直茎高二三尺，中空，折断有白浆。叶长窄像柳叶但不团，梢叶密攒向上。杭州紫大戟最好，江南土大戟次之。北方的绵大戟色白，根皮柔韧如绵，作用很是峻利，

叶［性味］味苦，性寒，有小毒。
［主治］治颈腋痈肿，头痛，能发汗，利大小便。

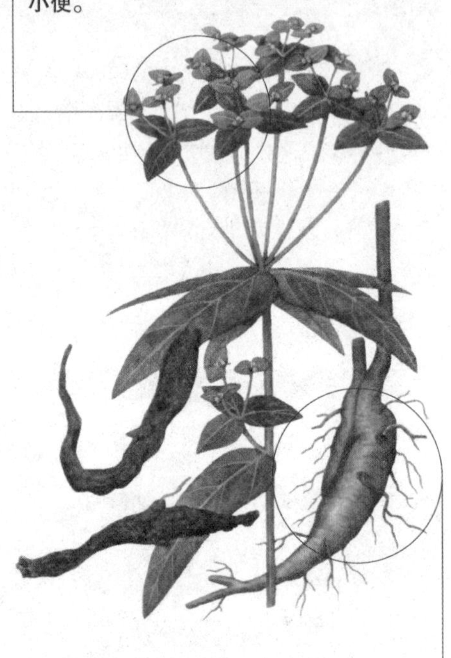

根［性味］味苦，性寒，有小毒。
［主治］主蛊毒，水肿，腹满急痛积聚，吐逆。

能伤人。体弱的人服用，甚至会吐血，不能不知道。

李时珍说：采来后，用浆水煮软，去除根基底的茎秆，晒干用。

［性味］味苦，性寒，有小毒。

对症下药

病症	配方	功效
水肿喘急，小便涩	大戟（炒）二两、干姜（炮）半两，同研末，每次用姜汤送服三钱，以大小便通畅为度	消肿散结
水肿腹大如鼓或遍身浮肿	取枣一斗，放锅内用水浸过，上面盖上大戟的根、苗，不加盖煮熟，随时取枣吃，枣尽病愈	逐水消肿
牙痛	将大戟咬于痛处，止痛效果好	止痛

李时珍说:配枣同用,则不损脾。

徐之才说:大戟反甘草,用菖蒲解。

苏恭说:畏菖蒲、芦苇。

《日华诸家本草》载:与赤小豆相使,恶薯蓣。

[主治]治颈腋痈肿,头痛,能发汗,利大小便。(《名医别录》)

泻毒药,除时疫黄病温疟,破肿结。(《日华诸家本草》)

能下恶血癖块,除腹内雷鸣,通经,堕胎。(甄权)

大戟根煮水,日日热淋,治隐疹风病,及风毒脚肿。(李时珍)

[发明]王好古说:大戟、甘遂都是泄水之药,湿胜的用苦燥祛除。

李时珍说:痰涎随气升降,无处不到。大戟能泄脏腑水湿,甘遂能行经隧水湿,白芥子能散皮里膜外的痰气,只要善用,就能收到奇特功效。

百草堂

大戟别名猫眼草、龙虎草、京大戟、邛钜、下马仙。为大戟科植物大戟或茜草科植物红芽大戟的根。生于山坡、路旁、荒地、草丛、林缘及疏林下。根入药,能利尿、止泻、通经。全株亦可供兽药用。

皂荚

▶下品 植物篇

产地分布:分布于河流的谷地之处。
主　　治:主治风湿病症状、肌肉坏死,治疗风邪引起的头痛,流泪不止。
性　　味:味辛,咸,性温。
功　　效:能通利九窍,杀灭鬼怪精物。

【原文】

皂荚,味辛,咸,温。主风痹死肌,邪气风头,泪出,利九窍,杀精物。生川谷。

【译文】

皂荚,味辛,咸,性温。主治风湿、肌肉坏死,治疗风邪引起的头痛,流泪不止,能通利九窍,杀灭鬼怪精物。产于河流的谷地之处。

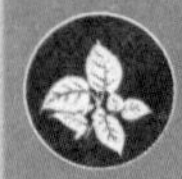

百草堂

皂荚又叫作皂角、鸡栖子、大皂荚、长皂荚、悬刀、长皂角、大皂角。

相传很久以前，有一位农家少女，生得貌美如花，父母视为掌上明珠。

一天，少女上山打柴，不料被一恶少撞见。恶少见少女如此美貌，立刻垂涎三尺，并将其强行奸污。少女失去贞操，无颜见人，在一棵皂荚树上自缢而死。

少女的父母闻讯痛不欲生，在树下大哭不止。这时，忽然有位白发老翁来到眼前指点起死回生之术。白发老翁告诉少女父母只要将皂荚末吹入少女鼻孔就能令其起死回生。说完消失在皂荚树边。父母心想定是树神显灵，立即依言行事。结果少女果然奇迹般地苏醒过来。皂荚从此便当成了灵丹妙药。

巴豆

▶下品 植物篇

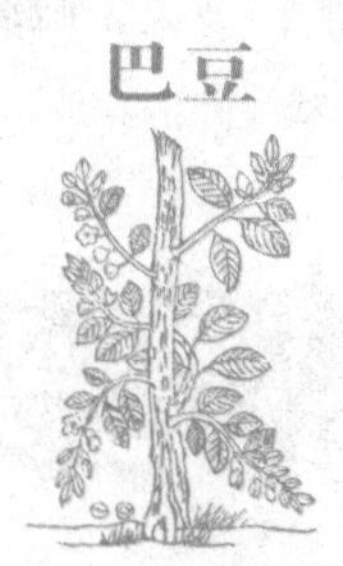

产地分布：分布于河流的谷地之处。

主　　治：伤寒，温疟引起的作寒发热，能清理五脏六腑，疏通体内闭塞，通利水道和谷道，去除腐恶之肉，治疗蛊、鬼疰等严重的传染病。

性　　味：味辛，性温。

功　　效：破除气血郁结，积聚肿块。

【原文】

巴豆，味辛，温。主伤寒，温疟寒热，破癥瘕，结聚坚积，留饮痰癖，大腹水张，荡涤五脏六腑，开通闭塞，利水谷道，去恶肉，除鬼毒、蛊疰邪物，杀虫鱼。一名巴椒。生川谷。

【译文】

巴豆，味辛，性温。主治伤寒，温疟引起的作寒发热，破除气血郁结，积聚肿块，留饮积食，痰癖，大腹胀满，能清理五脏六腑，疏通体内闭塞，通利水道和谷道，去除腐恶之肉，治疗蛊、鬼疰等严重的传染病，具有毒杀虫鱼的功效。又叫作巴椒。产于河流的谷地之处。

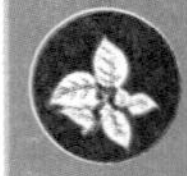

百草堂

巴豆又叫巴椒，自古以来都被用作泻药，人吃了之后会拉肚子，具有消除体内瘀积、通利水道的作用。但是巴豆有毒，对人体有侵害作用，就连《西游记》中的猪八戒也懂得巴豆的药性，有过这样一段妙说："巴豆味辛，性热，有毒，削坚积，荡涤腑之沉寒，通闭塞，利水谷之道路，乃斩关夺门之将，不可轻用。"

白及

▸下品 植物篇

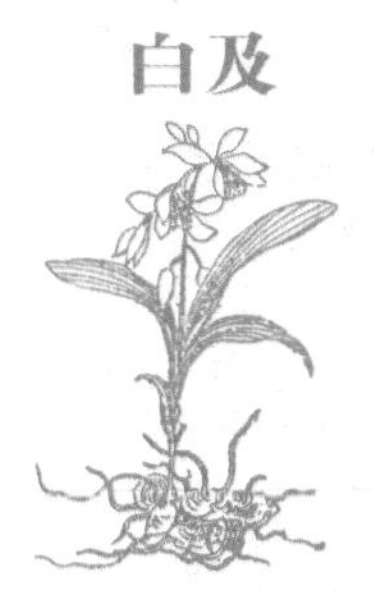

产地分布：分布华东、中南、西南及甘肃、陕西等地。

成熟周期：花期4—5月，果期10月。

形态特征：多年生草本，基部互相套叠成茎状，中央抽出花葶。花紫色或淡红色，由3枚萼片、2枚花瓣和1枚特化的唇瓣组成，地下有粗厚的根状茎，如鸡头状。

功　　效：止血补肺、生肌止痛。

【原文】

白及，味苦，平。主痈肿、恶疮、败疽、伤阴死肌，胃中邪气，贼风鬼击，痱缓不收。一名甘根，一名连及草。生川谷。

【译文】

白及，味苦，性平。主治痈肿，恶性疮疡，疮疡恶化腐烂，阴精耗伤、肌肤坏死，胃中邪气郁结，受贼风侵袭，四肢缓弱不能收放。又叫作甘根、连及草。产于河流的谷地之处。

【集解】

《名医别录》载：白及生长在北山川谷及冤句、越山。

韩保昇说：白及如今产于申州。它的叶像初生的棕苗叶及藜芦叶，三四月抽出一茎，开紫色花。七月果实成熟，呈黄黑色。冬季凋谢。白及的根像菱草，有三角，为白色，角顶端发芽，八月采根用。

苏颂说：现在江淮、河、陕、汉、黔各州都有，生长在石山上。白及春天生苗，长一尺许。它的叶呈两指大，为青色。夏天开紫色花。二月、七月采根用。

李时珍说：韩保昇所说的正是白及，但一棵白及只抽一茎。它的花长一寸多，红紫色，中心像舌头。其根像菱米，有脐，又像扁扁的螺旋纹，很难晒干。

[性味] 味苦，性平，无毒。

徐之才说：与紫石英相使，恶理石，畏李核、杏仁，反乌头。

[主治] 除白癣疥虫。（《名医别录》）

疗瘀热不退，阴下痿，可治面部痤疮，令人皮肌光滑。（甄权）

止肺部出血。（李杲）

治惊悸血邪血痢，痫疾风痹，赤眼症结，温热疟疾，发背瘰疬，肠风痔瘘。还可治疗跌打损伤，刀箭疮，汤火疮，能生肌止痛。（《日华诸家本草》）

[发明] 苏恭说：白及性黏，山里人有手足皲裂的，将其嚼服外涂患处有效。

苏颂说：现在的医生在治疗金疮难愈及痈疽的方中，多用白及。

朱震亨说：凡是治疗吐血不止，宜加白及。

李时珍说：白及性涩而收，得秋金之气，所以能入肺止血、生肌疗疮。

百草堂

相传从前有位会稽将官，从关外保护皇帝回京，为了护驾身受重伤。皇帝命令太医马上抢救。但是因为将官的肺被箭射穿，生命攸关，太医们束手无策。

皇帝下令张贴榜文，征求能人前来医治。有位老农，拿着几株像棕榈叶一样的草药，草根有颗像菱角肉的块块，献给皇帝道："请皇上把这根块烘干，磨成粉，冲服并外敷。"

不久，那将官果然伤口愈合。皇帝要封赏老农，可是老农却拒绝了。他只要求将这味草药请太医院编入医书，公布天下，使百姓得益。

对症下药

病症	配方	功效
鼻出血不止	用口水调白及末涂鼻梁上低处，再用水送服白及末一钱，效果好	止血
疔疮，肿疮	取白及末半钱，澄水中，等水清后去水，以药摊厚纸上贴于患处	消肿生肌

皇帝十分感动，询问药名，老农说此药无名。皇帝问老农姓名，老农说自己叫白及，于是皇帝便将此药命名为“白及”。

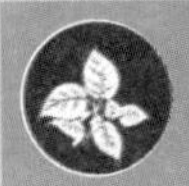

泽漆

▶下品 植物篇

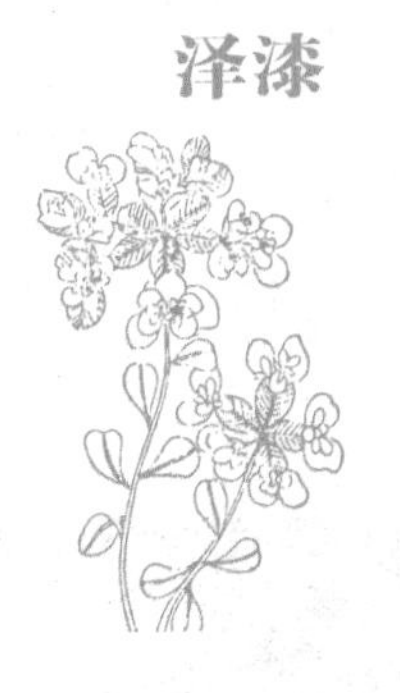

产地分布：我国除西藏外，各地均有分布。

成熟周期：花期4—5月，果期5—8月。

形态特征：茎丛生，基部斜升，无毛或仅分枝略具疏毛，基部紫红色，上部淡绿色。叶互生；无柄或因突然狭窄而具短柄；叶片倒卵形或匙形，先端钝圆，有缺刻或细锯齿，基部楔形，两面深绿色或灰绿色。

功　　效：行水消肿，化痰止咳，解毒杀虫。

【原文】

泽漆，味苦，微寒。主皮肤热，大腹水气，四肢、面目浮肿，丈夫阴气不足。生川泽。

【译文】

泽漆，味苦，性微寒。主治皮肤发热，腹部胀满有水气，四肢及满目水肿，男子肾气亏损不足。产于河边池泽等水草丛生处。

【集解】

李时珍说：今考证《土宿本草》及《宝藏论》各书，说泽漆在江、湖、

叶［性味］味苦，性微寒，无毒。
［主治］主皮肤热，腹水，男子阴气不足。

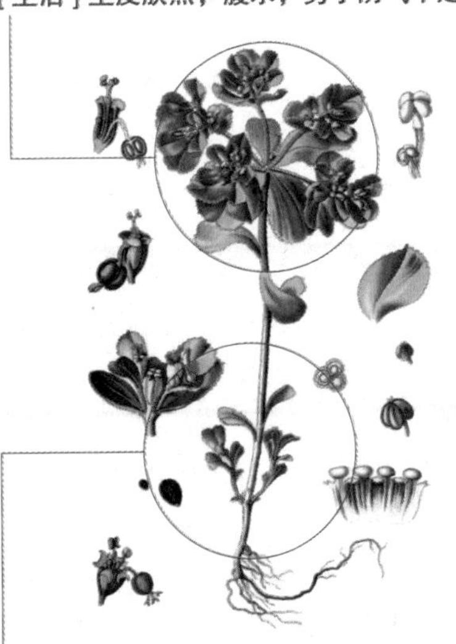

茎［性味］味苦，性微寒，无毒。
［主治］止疟疾，消痰退热。

平原、沼泽里多有。它在春天生苗，一棵分枝成丛，茎柔像马齿苋，绿叶像苜蓿叶，叶圆而为黄绿色，很像猫的眼睛，故名猫儿眼。茎头凡五叶中分，中间抽小茎五枝，每枝开青绿色的细花，还有小叶承之，整齐如一，故又名五凤草、绿叶绿花草。将它的茎掐断，有白色汁液黏人。有人因此认为它是大戟苗，是错误的。泽漆的根为白色,有硬骨。据此，泽漆是猫儿眼睛草，并不是大戟苗。使用的时候要审慎。

百草堂

泽漆又名五朵云、猫眼草、五凤草、灯台草、倒毒伞、烂肠草、绿叶绿花草、五点草。为大戟科植物泽漆的全草。具有利尿消肿、化痰散结、杀虫止痒的功效，用于腹水、水肿、肺结核、颈淋巴结核、痰多喘咳、癣疮。

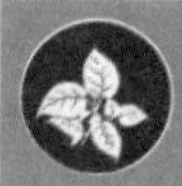

芫花 ▸下品 植物篇

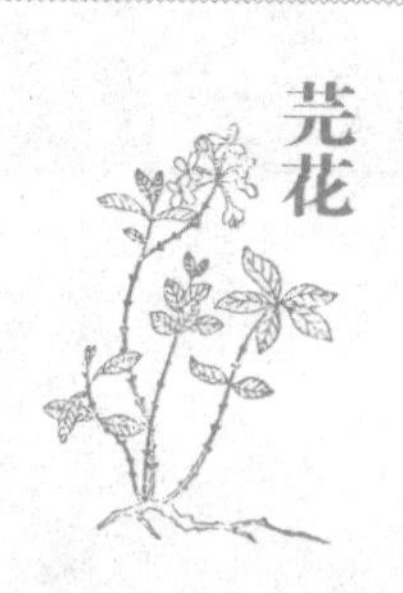

产地分布：主产安徽、江苏、浙江、四川、山东、福建、湖北。

成熟周期：春季花含苞初放时采摘。

形态特征：芫花弯曲樟锤形，上端四裂色蓝紫，外生白毛内有蕊。

功　　效：泻水逐饮，祛痰止咳，杀虫疗疮。

【原文】

芫花，味辛，温。主欬逆上气，喉鸣喘，咽肿短气，蛊毒，鬼疟，疝瘕，痈肿，杀虫鱼。一名去水。生川谷。

【译文】

芫花，味辛，性温。主治咳嗽气逆，喉咙中有喘鸣音，咽部肿痛、气息短促，能治疗蛊毒，鬼疟，疝瘕，痈肿，毒杀虫鱼。又叫作去水。产于河流的谷地之处。

【集解】

吴普说：芫花二月生，叶青色，加厚则黑。花有紫、赤、白的。三月实落尽，才生叶。三月采花，五月采叶，八月、九月有采根，阴干。

苏颂说：芫花各处都有。宿根旧枝茎紫，长一二尺。根入土深三五寸，为白色，像榆根。春天生苗叶，小而尖，像杨柳枝叶。二月开紫花，很像紫荆而作穗，又像藤花而细。

陶弘景说：用的时候微熬，不可近眼。

李时珍说：芫花以留数年陈久的为好。用的时候以好醋煮沸十数次，去醋，以水浸一夜，晒干用，则毒灭。或用醋炒，较前者为次。

[性味] 味辛，性温，有小毒。

徐之才说：与决明相使。反甘草。

[主治] 消胸中痰水，喜唾，水肿，五水在五脏皮肤及腰痛，下寒毒肉毒。根：疗疥疮。可用来毒鱼。(《名医别录》)

治心腹胀满，去水气寒痰，涕唾如胶，通利血脉，治恶疮风痹湿，一切毒风，四肢挛急，不能行步。(甄权)

疗咳嗽瘴疟。(《日华诸家本草》)

治水饮痰证，胁下痛。(李时珍)

花 [性味] 味辛，性温，有小毒。
[主治] 咳逆上气，喉鸣喘，咽肿短气。
子 [性味] 味辛，性温，有小毒。
[主治] 治心腹胀满，去水气寒痰。

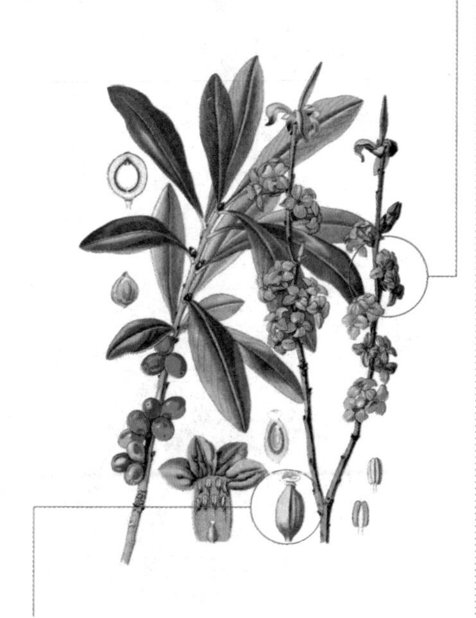

百草堂

芫花又名药鱼草、头痛花、杜芫、老鼠花、黄阳花、癞头花、金腰带、浮胀草、野丁香花。本品为瑞香科植物芫花的干燥花蕾，其根白皮也供药用。春季花未开放时采收，除去杂质，干燥。

花具有泻水逐饮、解毒杀虫的作用，用于水肿胀满、胸腹积水、二便不利、痰饮积聚、气逆喘咳。根皮具有消肿解毒、活血止痛的作用，用于急性乳腺炎、跌打损伤、痈疖肿毒、淋巴结结核、腹水、风湿痛、牙痛。

夏枯草

▶下品 植物篇

产地分布：主产于江苏、安徽、浙江、河南。

成熟周期：夏季果穗呈棕红色时采收。

形态特征：本品呈棒状，略扁，淡棕色至棕红色。全穗由数轮至十数轮宿萼与苞片组成，每轮有对生苞片 2 片，呈扇形，先端尖尾状，脉纹明显，外表面有白毛。体轻质脆，微有清香气，味淡。

功　　效：清火明目，散结消肿。

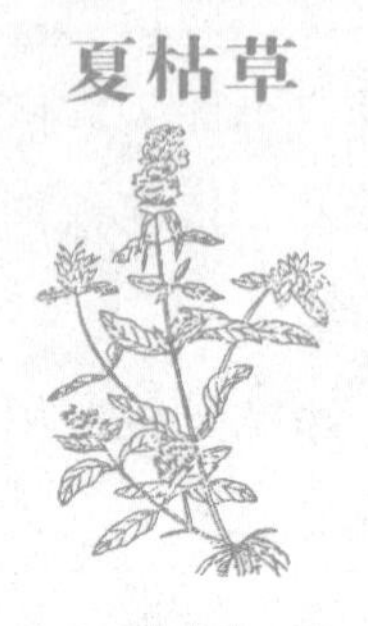

【原文】

夏枯草，味苦，辛，寒。主寒热、瘰疬、鼠瘘、头疮、破癥、散瘿结气、脚肿湿痹、轻身。一名夕句，一名乃东。生川谷。

【译文】

夏枯草，味苦，辛，性寒。主治身体恶寒发热，瘰疬，鼠瘘，头疮，破癥，驱散瘿结之气，治疗小腿肿痛、湿痹证，具有使身体轻巧的功效。又叫作夕句、乃东。产于河流的谷地之处。

【集解】

苏颂说：夏枯草在冬至过后开始生长，叶子像旋覆。三四月间开花抽穗，为紫白色，像丹参花，结

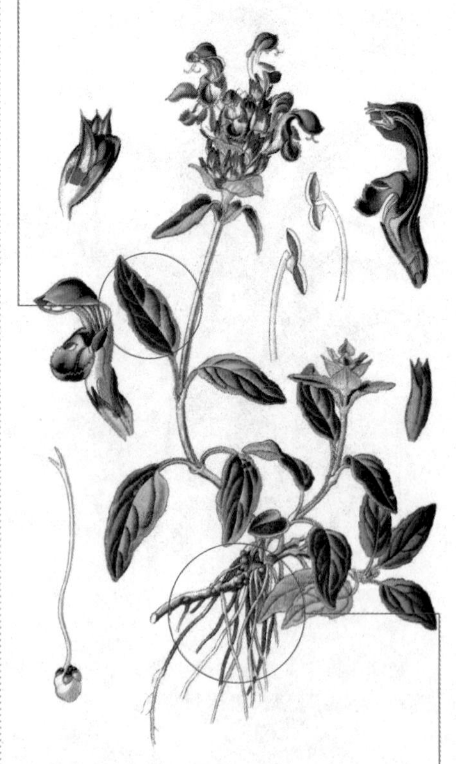

子也成穗。它到了五月就枯萎，故在四月采收。

李时珍说：夏枯草在原野间有很多。它的苗高一二尺左右，茎微呈方形，叶子对节生，像旋覆叶但更长更大些，边缘有细齿，背面色白而多纹。茎端抽穗，长一二寸，穗中开淡紫色小花，一穗有细子四粒。将嫩苗煮后，浸去苦味，可用油盐拌来吃。

徐之才说：与土瓜相使。伏汞砂。

朱震亨说：本草著作中说夏枯草善治瘰疬，散结气。它还有补养厥阴血脉的功效，这在书中没有提及。用夏枯草退寒热，体虚的可以用；如果用于实证，佐以行散之药，外用艾灸，也能渐渐取效。

百草堂

神农是民间传说中的药仙，他解除众生疾苦之伟绩，千古传颂。

从前有位书生，为人厚道，自幼攻读五经四书，然屡试不第。书生因此终日郁闷，天长日久，积郁成疾，颈部长出许多瘰疬，众医皆施舒肝解郁之法，无效，病情越来越重。

这年夏天，书生父亲不远千里寻神农。一日，他来到一座山下，只见遍地绿草茵茵，白花艳丽，似入仙境。他刚想歇息，不料昏倒在地。

这百草如茵的仙境，正是神农的药圃。神农将老人救醒，得知来意，就从草苑摘来药草，说："此草名'夏枯草'，夏天枯黄时采集入药，用此草上端球状部分，煎汤服用，有清热散结之功效。"书生按方服用，不久病愈。后来，父子二人广种夏枯草，为民治病，深得人心。

对症下药

病症	配方	功效
目珠夜痛	夏枯草半两、香附子一两，同研末，每次用蜡茶汤调服一钱	清肝解郁
赤白带下	在夏枯草开花时采摘，阴干后碾成末，每次服二钱，饭前服，米汤送下	和营止带
血崩	夏枯草研为末，每次服方寸匕，用米汤调下	清热凉血
汗斑白点	用夏枯草煎成浓汁，每天洗患处	散结消肿

乌头

▶下品 植物篇

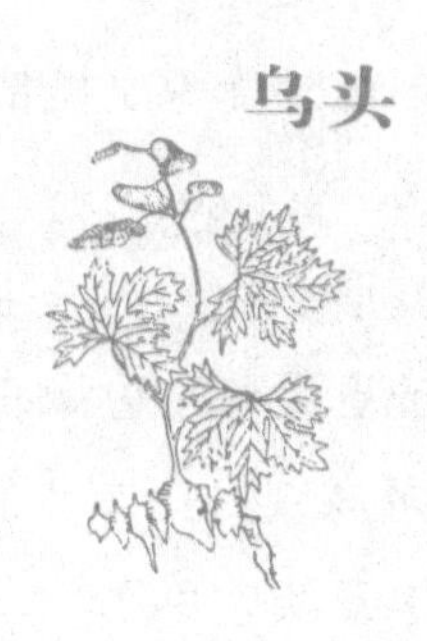

产地分布：主产四川和陕西。

成熟周期：花期6—7月，果期7—8月。

形态特征：块根通常2～3个连生在一起，呈圆锥形或卵形，母根称乌头，旁生侧根称附子。开蓝紫色花，花冠像盔帽，花序圆锥形。种子黄色，多而细小。

功　　效：治头风喉痹，痈肿疔毒。

【原文】

乌头，味辛，温。主中风，恶风洗洗，出汗，除寒湿痹，欬逆上气，破积聚，寒热，其汁煎之，名射罔，杀禽兽。一名奚毒，一名即子，一名乌喙。生山谷。

【译文】

乌头，味辛，性温。主治外感中风，引起的恶风恶寒，具有发汗的作用，可祛除寒湿导致的风湿病，治疗咳嗽气喘，能破除积聚，清除寒热邪气。烹煎它的汁，叫作射罔，可以毒杀飞禽走兽。又叫作奚毒、即子、乌喙。产于山中的深谷处。

【集解】

《日华诸家本草》载：取生土附子，去皮捣，滤汁澄清，晒干取膏，名为射罔，用来作毒箭，毒性很烈。

李时珍说：草乌头到处都有，根、苗、花、实都与川乌头相同，但这是野生的。

李时珍说：草乌头或生用，或炮用，或以乌大豆同煮熟，去其毒用。

百草堂

这味药之所以有乌头之名，是因为其外形与乌鸦头相似。历史上，由于毒性剧烈，乌头被称作一箭封喉的毒品。生乌头榨出的汁或煎出的汁叫射罔。将射罔涂抹在兵器上，再经晒干，则足以致人死命。

著名的典故“关公刮骨疗毒”就是疗乌头的毒。关羽攻打樊城时被毒箭射中右臂。将士们取出箭头一看，毒已渗入骨头。后来，箭伤逐渐加重，华佗前来给关羽治伤，发现乃乌头箭毒所致，需行刮骨治疗。关公饮了几

花［性味］味辛，性温，有大毒。
［主治］中风恶风，能除寒湿痹。

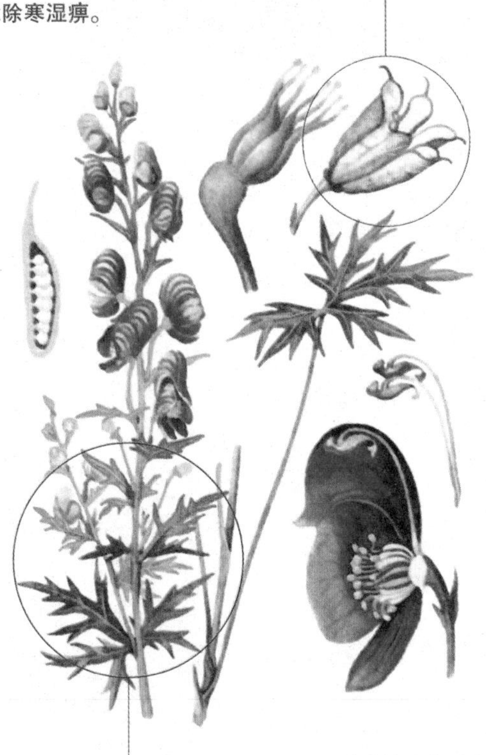

叶［性味］味辛，性温，有大毒。
［主治］治头风喉痹，痈肿疔毒。

杯酒，华佗乃下刀割开皮肉遂用刀刮骨，沙沙有声，帐上帐下见者皆掩面失色。而关公饮酒食肉，谈笑弈棋，全无痛苦之色。华佗刮去骨上之毒，敷上疮药，进行缝合。术后关公即觉右臂伸舒自如。

这种乌头箭源于神农氏时期，人们把草乌头的汁液抹在兵器上狩猎。用草乌头的浓毒液，泡上七七四十九天后，拿来对付猛兽。据说箭射到狗熊身上，只要能够见到一丁点血气，七步之内，狗熊一定会全身发黑，踉跄几步，便中毒而倒，可见这毒药的毒力是何等之大。

对症下药

病症	配方	功效
头痛发热	乌头与附子、蜀椒、干姜合用	温阳逐寒止痛
寒饮上逆腹痛	乌头与半夏同用	散寒化饮降逆

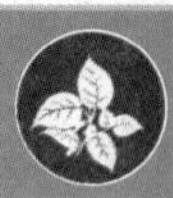

羊踯躅 ▶下品 植物篇

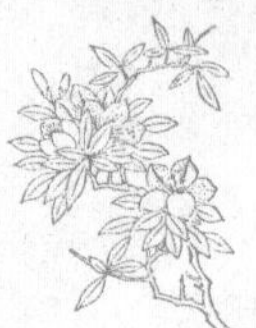

产地分布：全国各地的河流的谷地之处。

成熟周期：全年可采。

性　　味：味辛，性温。

功　　效：治疗温疟，解除恶毒，驱除各种痹痛。

【原文】

羊踯躅，味辛，温。主贼风在皮肤中淫淫痛，温疟，恶毒，诸痹。生川谷。

【译文】

羊踯躅，味辛，性温。主治皮肤受到贼风侵袭而走窜作痛，治疗温疟，解除恶毒，驱除各种痹痛。产于河流的谷地之处。

百草堂

羊踯躅又叫闹羊花、黄踯躅、黄杜鹃、羊不食草。祛风，除湿，定痛。有毒，不宜多服、久服。

从前有一户穷人家，家中有母亲和两个儿子。哥哥叫杜大，弟弟叫杜二，兄弟以贩卖私盐为生，养活老母。杜大力气大很能干，杜二力气小勉强糊口。

一天，杜大由于担子太重，盐担滑下来，把一个小孩压死了，被官府抓去，关在监牢里，待判死刑。杜二一个人卖盐，奉养老母，十分困难。一次，弟弟来探监说自己身体单薄，没有办法养活老母，要替哥哥去死。说着便把哥哥推出门外，自己进了牢房。

结果杜二被处死了。可是杜大怕事，出来后不敢回家，结果母亲也因病而死。杜二灵魂化作杜鹃鸟，到处飞叫："哥哥回来！哥哥回来！"一边叫，一边口中滴出鲜血，鲜血滴处，长出了红杜鹃。后来，人们发现村子的山后，常有许多山羊，在羊群叫嚷处，有一具腐尸，从衣服看出这就是杜大，尸旁长出一株有毒杜鹃，开着黄色的花。消息传到杜家村，大家都说杜大贪生怕死害了一家，死后变成了毒草，叫它闹羊花。

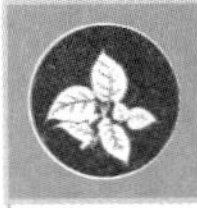

连翘

▶下品 植物篇

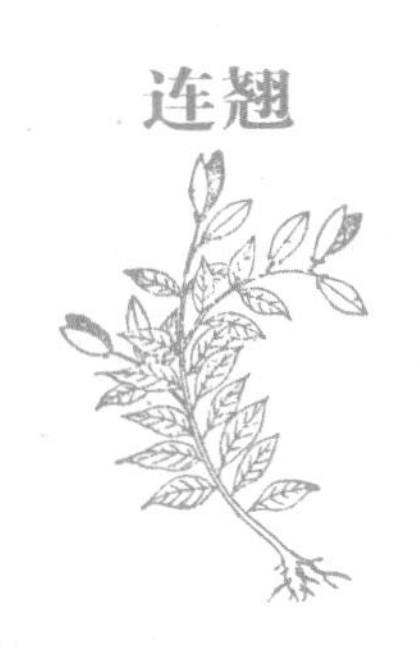

产地分布：主要分布于河北、山西、陕西、甘肃、山东、江苏、安徽、河南、湖北、四川。

成熟周期：连翘定植3～4年后开花结实，8月采摘。

形态特征：芫菁叶狭长，茎赤色，高三四尺，独茎，梢间开黄色花，秋天结实像莲，内作房瓣。

功　　效：清热解毒，消肿散结，风热感冒。

【原文】

连翘，味苦，平。主寒热，鼠瘘，瘰疬，痈肿，恶疮，瘿瘤，结热，蛊毒。一名异翘，一名兰华，一名折根，一名轵，一名三廉，生山谷。

【译文】

连翘，味苦，性平。主治身体恶寒发热，鼠瘘，瘰疬，痈肿，恶疮，瘿瘤，结热，蛊毒等恶性疾病。又叫作异翘、兰华、折根、轵、三廉。产于山中的深谷处。

【集解】

苏颂说：连翘有大、小两种。大翘生长在下湿地或山冈上，青叶狭长，像榆叶、水苏一类，茎赤色，高三四尺，独茎，梢间开黄色花，秋天结实像莲，内作房瓣，根黄像蒿根，八月采房。小翘生长在山冈平原上，花、叶、果实都似大翘而细。生长在南方的，叶狭而小，茎短，才高一二尺，花也是黄色，实房为黄黑色，内含黑子如粟粒，也叫旱莲，南方人用它的花叶入药。

李时珍说：味微苦、辛。

［**主治**］驱白虫。(《名医别录》)

通利五淋，治小便不通，除心经邪热。(甄权)

通小肠，排脓，治疮疖，能止痛，通月经。(《日华诸家本草》)

散各经血结气聚，消肿。(李杲)

泻心火，除脾胃湿热，治中部血证，为使药。(朱震亨)

治耳聋、听音不清。(王好古)

连翘茎、叶主心肺积热。(李时珍)

［**发明**］张元素说：连翘功用有

叶［性味］味甘，性平，有小毒。
［主治］下热气，益阴精。

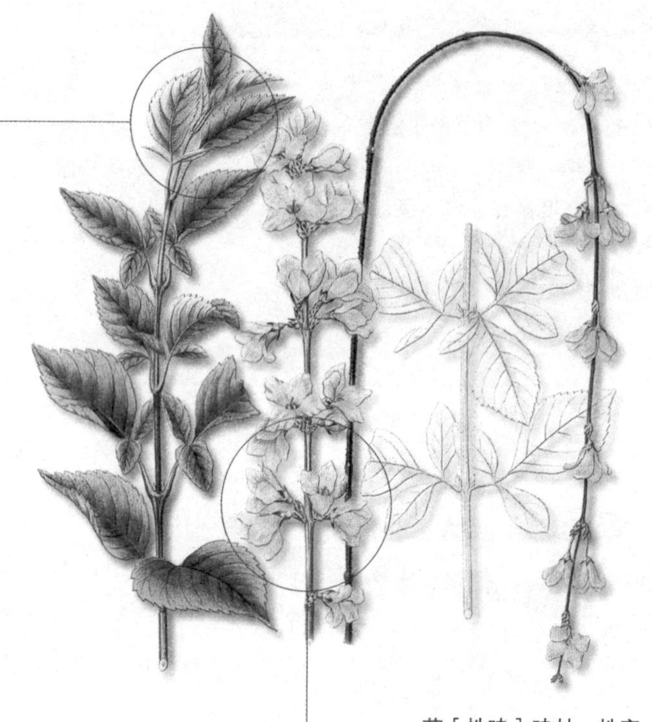

花［性味］味甘，性寒，有小毒。
［主治］令人面色好，能明目。

三，一泻心经客热，二去上焦诸热，三为疮家圣药。

百草堂

连翘又叫连、异翘、旱莲子、兰华、折根、轵、三廉。

因为其果实似莲作房，片片相比如翘，故取名“连翘”。李时珍说：“连翘状似人心，两片合成，其中有仁甚香，乃少阴心经、厥阴包络气分主药也。诸痛痒疮皆属心火，故为十二经疮家圣药，而兼治手足少阳手阳明三经气分之热也。”

对症下药

病症	配方	功效
瘰疬结核	连翘、芝麻等分，研为末，经常服用	消肿散结
痔疮肿痛	用连翘煎汤熏洗，然后用刀上飞过的绿矾加麝香少许敷贴	清热解毒

下品

动物篇

DONGWUPIAN

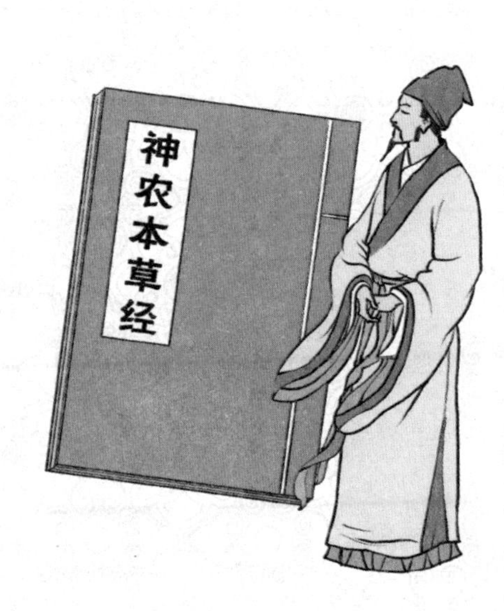

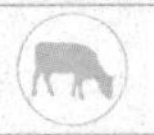

六畜毛蹄甲 ▸下品 动物篇

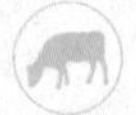

【原文】

六畜毛蹄甲，味咸，平。主鬼疰，蛊毒，寒热，惊痫癫狂走。骆驼毛尤良。

【译文】

六畜毛蹄甲，味咸，性平。主治鬼疰，蛊毒，身体作寒发热、惊痫、癫疾、痓证、发狂乱走。其中以骆驼毛效果最好。

百草堂

中国古代把马、牛、羊、鸡、犬、猪称为“六畜”。其实，历史上的家畜并不止六种，据《尚书·禹贡》等古文献记载，象也曾是家畜之一；边疆少数民族地区还自古就驯养驴和骆驼。“六畜”的定义按地域划分才更科学。因此骆驼也就无可厚非的被称为六畜之一了。

在中药六畜毛蹄甲中骆驼毛的功效是最好的，现在依然有人将其作为治疗痔疮的偏方。

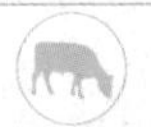

蟹 ▸下品 动物篇

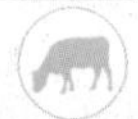

【原文】

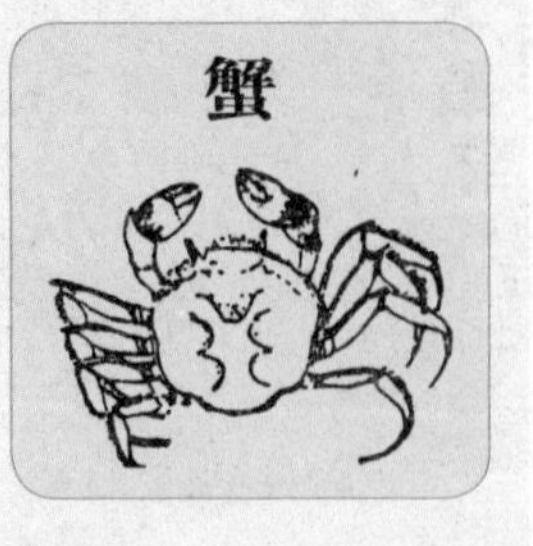

蟹，味咸，寒。主胸中邪气热结痛，㖞僻，面肿败漆。烧之致鼠。生池泽。

【译文】

蟹，味咸，性寒。主治胸中邪气郁结作痛，嘴㖞眼斜，颜面肿痛，败除漆毒，用火烧，可使老鼠聚积。生活在大海、湖泊之中。

百草堂

有一位小伙子洞房花烛夜却得了一种怪病。往日清秀的脸已肿得变形，眼睛极度水肿，头大如斗，整个身子肿胀而又布满疹子，新娘苦不堪言。家人震惊之后赶紧去请名医叶桂。

叶桂为新郎诊脉，六脉平和，只是略有一点虚弱。觉得这病是有点蹊跷，午饭时分，他见病人狼吞虎咽，吃得十分香甜。叶桂越发觉得奇怪，扫视了一下房间。忽然，他发现床、衣柜、桌子、椅子是全新的，而且嗅到一股熏人的漆味。顿时，他恍然大悟。于是，命令家人把病人搬出新房，又派人到集市上买了几斤鲜螃蟹，烂成粥样，然后遍敷病人身上。不到两天，病人肿消疹退。原来，新郎是中了漆毒。

古人对漆过敏早有认识，在古医书上称为“漆咬人”“漆疮”。蟹能解漆毒，对漆过敏的治疗，《淮南子》中就有蟹疗法的记载。

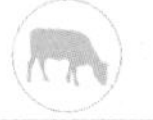

蛇蜕 ▸下品 动物篇

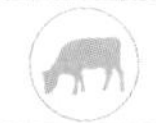

【原文】

蛇蜕，味咸，平。主小儿百二十种惊痫瘈疭，癫疾，寒热，肠痔，虫毒，蛇痫。火熬之良。一名龙子衣，一名蛇符，一名龙子单衣，一名弓皮。生川谷及田野。

【译文】

蛇蜕，味咸，性平。主治小儿多种惊痫，瘈疭，癫疾，身体作寒发热，肠内生痔，解除虫毒，治疗蛇痫。用火熬制过的疗效好。又叫作龙子衣、蛇符、龙子单衣、弓皮。生活在山谷里及田野之上。

百草堂

蛇蜕俗称蛇皮，又叫龙衣、蛇壳，为游蛇科动物多种蛇的干燥皮膜。

人们常常把蛇雅称为“小龙”，以示尊崇。蛇的正面的第一个象征意义是幸运、吉祥和神圣。人们把蛇分为家蛇和野蛇，有些地方认为家里有了家蛇是吉兆。民俗农历三月三是蛇结束冬眠、出洞活动的日子，也被称为“龙抬头”。这些都是把蛇比为龙。蛇脱下的皮叫蛇蜕，也被称为“龙衣”，具有祛风、止痒、退翳、定惊的功能，用于小儿惊风、抽搐痉挛、皮肤瘙痒等症。

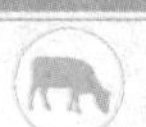

蜣螂 ▶下品 动物篇

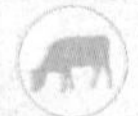

【原文】

蜣螂，味咸，寒。主小儿惊痫瘈疭，腹胀，寒热，大人癫疾、狂易。一名蛣蜣。火熬之良。生池泽。

【译文】

蜣螂，味咸，性寒。主治小儿惊痫，瘈疭，腹胀，身体作寒发热，大人癫疾，发狂。又叫作蛣蜣。用火熬制使用效果好。生活在池塘沟渠的水草丛生处。

百草堂

蜣螂，又作蜣蜋，俗称屎壳郎。之所以叫“屎壳郎”，是因为它们发现了一堆粪便后，便会用腿将部分粪便制成一个球状，将其滚开。它会先把粪球藏起来，然后再吃掉。屎壳郎还以这种方式给它们的幼仔提供食物。正在繁殖的屎壳郎会把一个粪球藏起来，雌屎壳郎用土将粪球做成梨状，将自己的卵产在梨状球的颈部。幼虫孵出后，它们就以粪球为食。等到粪球被吃光，就代表它们已经成年，可以破土而出了。

当然屎壳郎还有许多好听的名字，明代李时珍著《本草纲目》中就有推丸、推车客、黑牛儿、铁甲将军、夜游将军等。李时珍解释说，因为屎壳郎虫能“转丸、弄丸，俗呼推车客”因为它们“深目高鼻，状如羌胡，背负黑甲，状如武士，故有将军之称”。

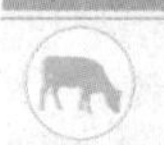

蝼蛄 ▶下品 动物篇

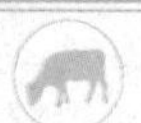

【原文】

蝼蛄，味咸，寒。主产难，出肉中刺，溃痈肿，下哽噎，解毒，除恶疮。一名蟪蛄，一名天蝼，一名螜。夜出者良。生平泽。

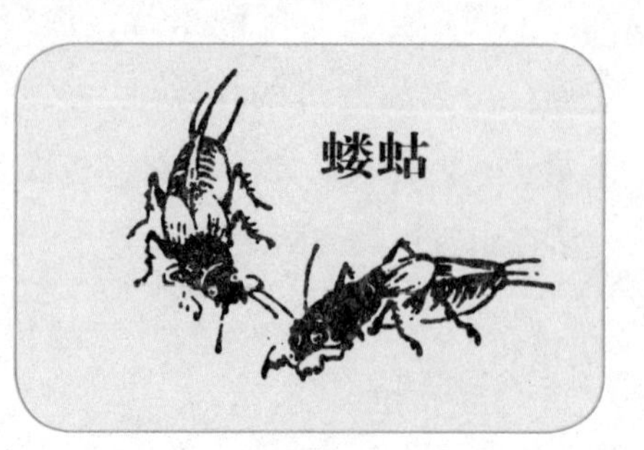

【译文】

蝼蛄，味咸，性寒。主治难产，使肉中刺自出，痈肿破溃，使哽噎得下，具有解毒，治疗恶疮的功效。又叫作蟪蛄、天蝼、螜。药性以夜间出来活动的为佳。生活在平原的水草丛杂生处。

百草堂

蝼蛄又叫蟪蛄、天蝼、蝼蝈、仙姑、石鼠、梧鼠，俗名蝲蝲蛄、土狗。

蝼蛄的前足扁平，好像泥水工人使用的抹子一样，前端生有锐利的尖爪，能用它在地下挖土掘隧道。到了冬天，它就钻到地下深处越冬。在地下挖掘的时候，如果碰到作物的根部阻碍就会一律用“牙齿”咬碎、切断，因此蝼蛄对农业的危害是很大的。但是作为中药蝼蛄却具有利水、通便的作用，对治疗水肿、石淋、小便不利、瘰疬、痈肿恶疮有很好的疗效。

蜈蚣 ▸下品 动物篇

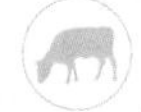

【原文】

蜈蚣，味辛，温。主鬼疰，蛊毒，啖诸蛇、虫、鱼毒，杀鬼物老精，温疟，去三虫。生川谷。

【译文】

蜈蚣，味辛，性温。主治鬼疰，蛊毒，能解除蛇、虫、鱼等各种毒，治疗神志虚妄，温疟，去除蛔、赤、蛲等各种寄生虫病。生活在河流的谷地之处。

百草堂

有一位专门研究蛇药的大夫，一天，他的手臂不小心被花蛇咬了一口，咬处的皮肤突然肿起，剧痛不止，随即变黑坏死。他赶忙服下自己配制的蛇药，但却未能有效地控制中毒症状，很快陷入了半昏迷状态。气若游丝的大夫让人拿来5条蜈蚣服下，但病情却仍未好转。情急之下，他连吃15条蜈蚣，终于化险为夷。

现代医学还用蜈蚣来治疗癌症，据近代著名医学家张锡纯在《医学衷中参西录》中记载，有一噎膈患者，服药无效，偶思饮酒，饮尽一壶而病愈，后视壶中有大蜈蚣一条，方悟蜈蚣有神奇的疗效。中医学所谓的噎膈，即为西医的胃癌。

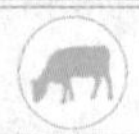

水蛭 ▶下品 动物篇

【原文】

水蛭，味咸，平。主逐恶血，瘀血月闭，破血瘕积聚，无子，利水道。生池泽。

【译文】

水蛭，味咸，性平。能驱逐恶血，消散瘀血，治疗闭经，破除体内血瘕积聚，治疗不孕症，能使水道通利。生活在池塘、沟渠之中。

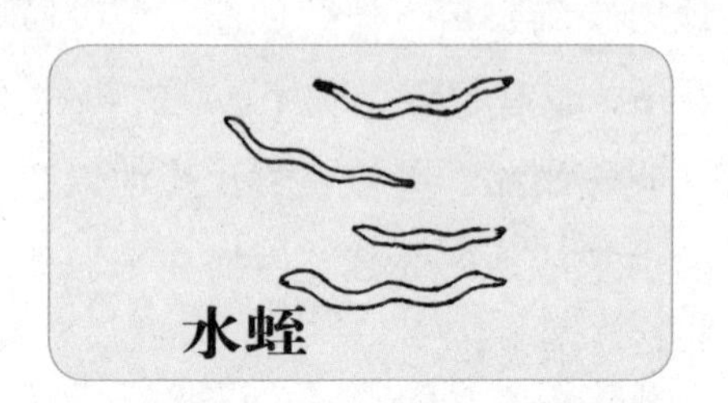

百草堂

相传有一天，药王孙思邈正在长安城的寓所休息，忽闻窗外传来一阵喧闹嘈杂声，原来是一群人拥着一个用手捂着左眼的男子大汉，来请孙思邈诊疗眼外伤。孙思邈近前一看，那大汉的左眼被人打得红肿不堪，充满瘀血，此时须将瘀血排出。可因离眼珠太近，如果用针挑或用小刀割开放血，有戳伤眼珠的危险。他沉思片刻，快步跑出客厅，直奔后庭院。不一会儿，他手捏着一个小布包回来，孙思邈打开布包抓出两条刚从后院庭池边捉来的水蛭。只见他迅速将水蛭洗净就放在大汉瘀血的眼部，顷刻间水蛭身上变得又粗又大，而大汉眼部血肿却越来越小。孙思邈等血肿完全消失后熟练地抓住水蛭，用清水为大汉洗净患处，又熬上消肿草药，几日后那大汉的眼病果然痊愈了。有歌曰：水蛭味咸，除积瘀坚，通经坠产，折伤可痊。

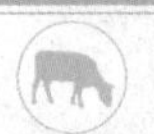

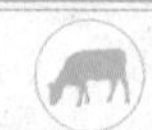

燕屎 ▶下品 动物篇

【原文】

燕屎，味辛，平。主蛊毒、鬼疰，逐不祥邪气，破五癃，利小便。生平谷。

【译文】

燕屎，味辛，性平。主治蛊毒，鬼疰，能驱逐不祥的邪气，破除各种癃闭，通利小便。产于平原的谷地之处。

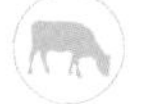

百草堂

燕子是中国人的芳邻，每年春天都会不远万里飞回北方筑巢，是春天到来的象征。在古人的诗句中更是美的化身，“微风燕子斜”“微雨燕双飞”“似曾相识燕归来”等美丽的诗句中都有燕子轻盈、矫捷的身影。

燕子是美丽的，但是燕屎就没那么讨人喜欢了。据说燕屎落到头上会带来晦气，要去偷一户三口之家的盐来洗头才能将晦气去掉。

当然这只是迷信的说法而已，燕屎其实可以入药，具有通利小便的功效。

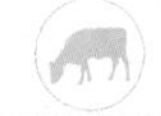

萤火 ▶下品 动物篇

【原文】

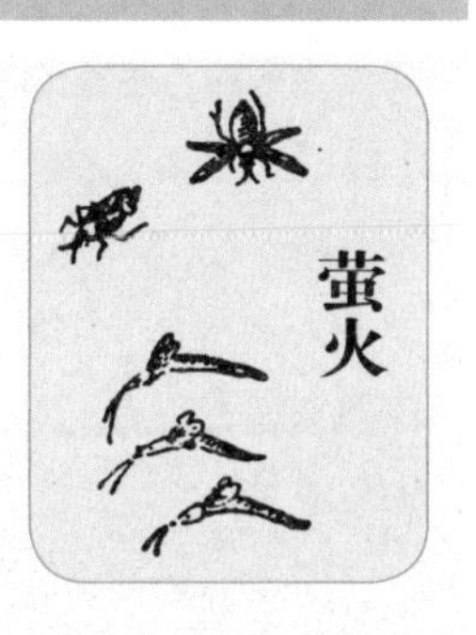

萤火，味辛，微温。主明目，小儿火疮，伤热气，蛊毒，鬼疰，通神。一名夜光。生阶地、池泽。

【译文】

萤火，味辛，性微温。主要功效是提高视力，治疗小儿火疮，热伤，蛊毒，鬼疰，使人神清气爽。又叫作夜光。生活在山区、沟渠、池塘的水草丛生处。

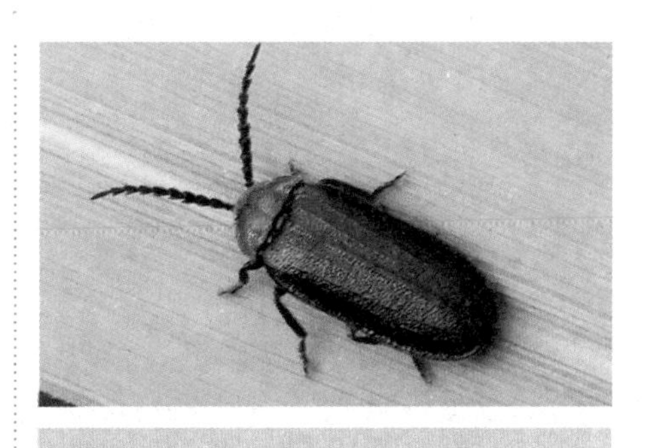

百草堂

萤火又叫作夜光，就是我们现在所说的萤火虫。我国古代有“囊萤映雪”的典故，用来形容读书刻苦。相传晋朝时，有个车胤的学子，因为家贫无钱买油点灯，所以每到夏天的夜晚便到草丛中去捕捉许多萤火虫放在多孔的囊内，利用萤火虫尾部发出的微弱光芒来看书，终于工夫不负有心人，车胤凭借自己的努力作了官，并且官至吏部尚书。小小的萤火虫除了入药以外，还有如此大的作用。

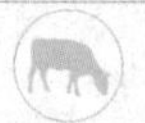

贝子 ▸下品 动物篇

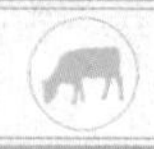

【原文】

贝子，味咸，平。主目翳，鬼疰，蛊毒，腹痛，下血，五癃，利水道。烧用之良。

【译文】

贝子，味咸，性平。主治眼睛内翳障，治疗鬼疰、蛊毒，腹部疼痛，大便下血，各种癃闭，可通利水道。烧后使用效果更好。生活在大海、湖泊、沼泽之中。

【集解】

苏颂说：贝子现在多穿成串，作为小孩的玩具；北方人用它来装饰衣帽；画家用它来研物。

李时珍说：贝子就是小白贝。它大如拇指尖，约一寸长，背和腹部都是白色的。背部像龟一样隆起，腹下两片相向分开，边缘有齿刻如鱼齿。它的肉像蝌蚪一样，有头、尾。

李珣说：凡入药，烧过用。

贝子用蜜、醋浸过后，蒸过取出，用清酒淘，研为末。

解温疰寒热，能散结热。(《名医别录》)

治伤寒狂热。(甄权)

能下水气浮肿，治小儿疳蚀、吐乳。(李珣)

治鼻渊出脓血、下痢、男子阴疮，能解毒。(李时珍)

百草堂

贝子又名贝齿、白贝、海贝。分为紫贝齿和白贝齿。

贝子味咸，性平，有毒。有清热散结的作用，能散结热；又有利小便、退水肿和消除目生翳膜等功用。用贝子烧研成粉，加龙脑少许点眼，能治疗目花翳痛；用贝子一对，一个生用，一个烧过，共研为末，温酒送服，可治疗小便不通。

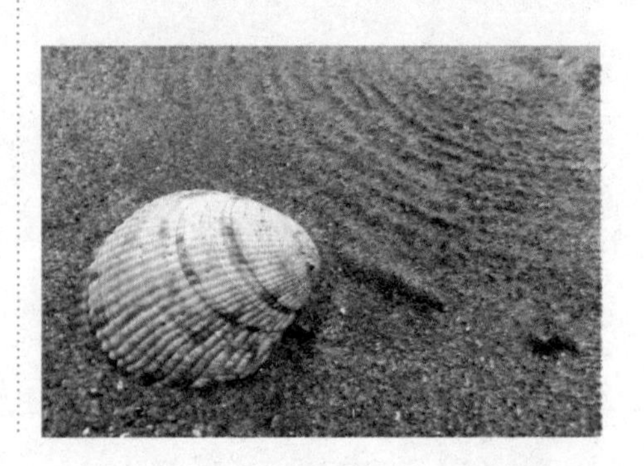